Asmaa Saad Arafat

Expectativas e satisfação das mulheres grávidas

Asmaa Saad Arafat

Expectativas e satisfação das mulheres grávidas

Expectativas e satisfação durante a primeira consulta pré-natal

ScienciaScripts

Imprint

Any brand names and product names mentioned in this book are subject to trademark, brand or patent protection and are trademarks or registered trademarks of their respective holders. The use of brand names, product names, common names, trade names, product descriptions etc. even without a particular marking in this work is in no way to be construed to mean that such names may be regarded as unrestricted in respect of trademark and brand protection legislation and could thus be used by anyone.

Cover image: www.ingimage.com

This book is a translation from the original published under ISBN 978-3-659-83246-8.

Publisher:
Sciencia Scripts
is a trademark of
Dodo Books Indian Ocean Ltd. and OmniScriptum S.R.L publishing group

120 High Road, East Finchley, London, N2 9ED, United Kingdom
Str. Armeneasca 28/1, office 1, Chisinau MD-2012, Republic of Moldova, Europe
Printed at: see last page
ISBN: 978-620-8-23823-0

Copyright © Asmaa Saad Arafat
Copyright © 2024 Dodo Books Indian Ocean Ltd. and OmniScriptum S.R.L publishing group

ÍNDICE DE CONTEÚDOS

1. INTRODUÇÃO

A gravidez representa um sério desafio para todos os sistemas do corpo. As alterações fisiológicas progressivas que ocorrem durante a gravidez são essenciais para apoiar e proteger o feto em desenvolvimento e para preparar a mãe para o parto/[1,2]) Inicialmente, as consultas de rotina frequentes eram a norma e as mulheres eram classificadas por categoria de risco para determinar as suas probabilidades de complicações/[3]) Recentemente, o nível de cuidados não tem em conta estas categorias e centra-se numa abordagem actualizada dos cuidados pré-natais em relação ao número de consultas. Por conseguinte, as mulheres devem estar no centro dos cuidados de maternidade, com ênfase na possibilidade de escolha, no acesso fácil e na continuidade dos cuidados. [4-6]

[th]De um modo geral, o estado geral de saúde das mulheres grávidas depende em grande medida da qualidade dos serviços pré-natais que lhes são prestados, a fim de alcançar o Objetivo de Desenvolvimento do Milénio (ODM) que visa melhorar a saúde materna e reduzir a mortalidade materna. [7,8]

Em todo o mundo, em 2010, 287 000 mulheres morreram durante a gravidez e o parto. Uma grande parte destas mortes deve-se à fraca disponibilidade e qualidade dos serviços de saúde. Todos os dias, cerca de 800 mulheres morrem devido a complicações da gravidez e do parto, incluindo hemorragias graves após o parto, infecções, doenças hipertensivas e abortos inseguros. Por outro lado, durante o período 2000-2008, menos de metade das mulheres grávidas receberam o mínimo recomendado de "quatro consultas", embora 78% delas tenham recebido pelo menos uma consulta nos países desenvolvidos. Nos países em desenvolvimento, apenas 39% das mulheres grávidas receberam quatro ou mais consultas pré-natais durante o mesmo período, e 73,6% no Egito. [9-11]

A Organização Mundial de Saúde (OMS) iniciou os cuidados pré-natais específicos com o objetivo de melhorar os cuidados prestados às mulheres grávidas. Os cuidados pré-natais são um complexo de intervenções que uma mulher grávida recebe de serviços de saúde organizados. O número de diferentes intervenções nos cuidados pré-natais é elevado. No entanto, o objetivo dos cuidados pré-natais é prevenir, identificar e tratar doenças que possam ameaçar a saúde do recém-nascido e/ou da mãe e ajudar a tornar a gravidez uma experiência tão segura e saudável quanto possível. Os múltiplos benefícios dos cuidados pré-natais para as mulheres grávidas foram comprovados de forma consistente. [12]

Os cuidados pré-natais adequados são um dos pilares das Iniciativas para uma Maternidade Segura; um esforço mundial lançado pela Organização Mundial de Saúde (OMS) destaca os cuidados pré-natais como um elemento importante nos cuidados de saúde maternos, uma vez que os cuidados adequados conduzem a uma gravidez bem sucedida e a bebés saudáveis. [13]

As consultas pré-natais podem desempenhar um papel fundamental no estabelecimento da confiança entre a mulher, a família e o prestador de cuidados de saúde, especialmente durante a primeira consulta. É para e continua durante toda a gravidez. A consulta inicial é o momento ideal para detetar factores que possam colocar a mulher e o feto em risco de problemas como o parto prematuro. Desde o início da gravidez, deve ser continuada durante toda a gravidez para identificar os factores de risco que podem ter um efeito adverso para a mãe e o feto.[14]

A perceção dos cuidados é influenciada pelas expectativas dos clientes que utilizam os cuidados e pela natureza real dos cuidados prestados, estimando a diferença entre o serviço esperado e a experiência do serviço, do ponto de vista do cliente. [15]

Perguntar aos utentes o que pensam sobre os cuidados e tratamentos que receberam é um passo importante para melhorar a qualidade dos cuidados e garantir que os serviços de saúde locais estão a satisfazer as necessidades dos utentes. [16] Além disso, é essencial para tornar os serviços atractivos para os utentes e para melhorar a prestação de serviços de modo a satisfazer as expectativas dos utentes. [17]

A expetativa do cliente é a antecipação do comportamento com base na compreensão e no conhecimento das capacidades e é considerada uma influência importante nos cuidados de saúde. A satisfação ou insatisfação do cliente em relação a um serviço depende das suas expectativas e da perceção do resultado dos cuidados de saúde, porque se os serviços ficarem aquém das expectativas, o cliente ficará desiludido. [18]

A comparação entre as expectativas das mulheres grávidas e os cuidados efetivamente prestados é importante por várias razões: em primeiro lugar, as clientes satisfeitas têm mais probabilidades de manter uma relação consistente com um determinado prestador. Em segundo lugar, ao identificar as fontes de insatisfação dos utentes, uma organização pode resolver os pontos fracos do sistema, melhorando assim a sua gestão dos riscos. Em terceiro lugar, os clientes satisfeitos têm mais probabilidades de seguir regimes médicos e planos de tratamento específicos. Por último, a medição da satisfação do cliente acrescenta informações importantes sobre o desempenho do sistema, contribuindo assim para a gestão da qualidade total da organização. [19]

Assim, este estudo tem como objetivo identificar as expectativas das mulheres grávidas em relação aos cuidados prestados durante a consulta pré-natal inicial.

2. REVISÃO DA LITERATURA

A gravidez e o parto são um acontecimento universalmente celebrado. Trata-se de um estado fisiológico que torna a mulher suscetível a muitas perturbações e doenças. A isto juntam-se as complicações da gravidez, que têm vários efeitos nefastos para a saúde da mãe e do feto. As mulheres grávidas devem tomar medidas para se manterem saudáveis e tão bem nutridas quanto possível. As mulheres grávidas devem ter em conta muitos cuidados de saúde e considerações sobre o seu estilo de vida. Por conseguinte, é muito importante que as mulheres grávidas recebam cuidados pré-natais. [1, 20]

Muitos problemas de saúde associados à gravidez podem ser prevenidos, detectados e tratados durante os cuidados pré-natais (ANC) com profissionais de saúde formados. A OMS recomenda um mínimo de quatro consultas pré-natais (ANC), que incluem intervenções como a vacinação contra o toxoide tetânico, o rastreio e o tratamento de infecções e a identificação de sinais de alerta durante a gravidez. [21]

As mulheres dos países em desenvolvimento têm, em média, muito mais gravidezes do que as mulheres dos países desenvolvidos, e o seu risco de morte devido à gravidez é mais elevado ao longo da vida? Todos os dias, cerca de 800 mulheres morrem devido a complicações da gravidez e do parto, incluindo hemorragias graves após o parto, infecções, doenças hipertensivas e abortos inseguros. O relatório da Organização Mundial de Saúde (OMS) mostra que, de facto, em 2013, 289 000 mulheres morreram durante e após a gravidez e o parto, mais de meio milhão por ano. Quase todas estas mortes ocorreram devido à fraca disponibilidade e qualidade dos serviços de saúde. [8,10, 11]

De acordo com o Inquérito Demográfico e de Saúde do Egito (2008) (EDHS), um pouco mais de um quarto das mulheres grávidas egípcias não recebeu ANC (apenas 73,6% das mulheres grávidas receberam ANC no Egito). Em última análise, entre as que receberam ANC, apenas um terço recebeu conselhos sobre sinais de complicações obstétricas, onde e quando procurar assistência médica. Consequentemente, a taxa de mortalidade materna no Egito, que passou a ser de 45/100000, também foi comunicada em 2009. A nível mundial, durante o período de 2000-2008, menos de metade das mulheres grávidas recebeu o mínimo recomendado de quatro consultas, embora 78% delas tenham efectuado pelo menos uma consulta. Nos países em desenvolvimento, apenas 39% das mulheres grávidas receberam quatro ou mais consultas pré-natais durante o período de 2000-2008. [11, 23, 24]

As experiências de diferentes países mostraram que a redução da mortalidade materna pode depender, em parte, da disponibilidade e utilização de uma assistente de parto durante o trabalho de parto e o parto e de um sistema de encaminhamento para cuidados obstétricos para gerir complicações, ou da utilização de instalações básicas de cuidados obstétricos essenciais para todos os partos. No entanto, é consensual que as intervenções de cuidados pré-natais podem conduzir a uma melhoria da saúde materna e do recém-nascido, o que também pode ter impacto na sobrevivência e na saúde do bebé. [7, 24]

Os cuidados pré-natais (CPN) são considerados o segundo fator evitável mais importante da mortalidade materna, a seguir aos cuidados obstétricos de má qualidade. Os cuidados pré-natais (ANC) são o principal ponto de entrada de uma mulher grávida para receber uma vasta gama de serviços de promoção da saúde e de prevenção, que promovem a saúde da mãe e do bebé. Com efeito, é considerada uma estratégia fundamental para reduzir a morbilidade e a mortalidade maternas, diretamente através da deteção e do tratamento de doenças relacionadas com a gravidez, ou indiretamente através da deteção de mulheres em risco de complicações no parto e da garantia de que o parto seja realizado num estabelecimento devidamente equipado. Por conseguinte, tem por objetivo assegurar que a mulher grávida e o feto gozam do melhor estado de saúde possível antes do estabelecimento do parto e garantir que todas as mulheres grávidas conhecem as complicações da gravidez que podem conduzir à morte. [25, 26]

Obviamente, os cuidados pré-natais têm como objetivo a segurança do parto através da avaliação e do controlo da mulher e do feto quanto à presença e/ou ao desenvolvimento de complicações de saúde. Podem colocá-los em risco de maus resultados; educar a mulher e o seu marido/parceiro sobre as preocupações e os problemas que podem surgir durante a gravidez, o parto e a parentalidade e sobre a melhor forma de educar os seus bebés para manter a saúde das mulheres e dos seus fetos. [27]

O objetivo geral da prestação de cuidados pré-natais é melhorar e manter a saúde e o bem-estar das mães, dos bebés e das famílias. [28] Após a medicina moderna, um bom cuidado pré-natal pode melhorar significativamente a qualidade da gravidez e o seu resultado para a mãe e o bebé. No entanto, **os objectivos específicos dos cuidados pré-natais consistem** em monitorizar a mãe e o bebé. Além disso, a monitorização do bem-estar fetal, o rastreio para detetar anomalias fetais, a deteção e o tratamento de complicações da gravidez, a deteção de possíveis problemas durante o trabalho de parto ou antes de este se iniciar. [29,30] Procurar também alterações que possam levar a um risco elevado; explicar as necessidades nutricionais, as recomendações ou restrições de atividade e as queixas comuns; bem como dar apoio à grávida e à sua família. [31,32]

Os cuidados pré-natais também podem constituir a oportunidade certa para a educação para a saúde. Estas palestras sobre saúde podem abranger temas como as alterações fisiológicas durante a gravidez, a nutrição, a higiene, os cuidados com os dentes, as relações sexuais, a imunização, o relaxamento, as viagens e o exercício físico durante a gravidez e depois do parto. [33]

Os cuidados pré-natais podem ser prestados num ambiente em que a gravidez é considerada como um estado de saúde; as mulheres e as famílias são valorizadas e respeitadas; a relação entre as mulheres e os prestadores de cuidados de saúde é mutuamente consultiva e interactiva; a diversidade das necessidades das mulheres é reconhecida; e os prestadores de cuidados facilitam o processo de tomada de decisões informadas. [34, 35]

Os cuidados pré-natais devem basear-se "nas melhores provas disponíveis" e as provas devem ser integradas "num modelo de tomada de decisão informada e partilhada". As orientações práticas baseadas em provas que ajudam os enfermeiros que trabalham em clínicas pré-natais são benéficas para os doentes, para os sistemas de saúde e para os enfermeiros. Melhoram o acesso dos doentes à informação sobre tratamentos eficazes. Além disso, melhora o sistema de saúde, facilitando a tomada de decisões coerentes e promovendo a relação custo-eficácia. Virtualmente, os enfermeiros expressam um sentimento de profissionalismo e crescimento, o que contribui para a sua identidade profissional. Além disso, ajuda os enfermeiros ao facilitar a tomada de decisões clínicas informadas e baseadas em provas, ajudando-os a manterem-se actualizados em relação às tecnologias e permitindo uma maior eficiência. Estas novas competências, por sua vez, podem elevar o estatuto dos enfermeiros nas equipas multiprofissionais e na profissão em geral, o que melhora a qualidade dos cuidados prestados às mulheres durante a sua vida reprodutiva. [3 6, 37]

Os cuidados pré-natais constituem um elo essencial entre as mulheres e o sistema de saúde. Além disso, oferece serviços essenciais de cuidados de saúde em conformidade com as políticas nacionais. Incluindo: aconselhamento sobre os sinais de perigo da gravidez, complicações do parto, onde procurar cuidados em caso de emergência, aconselhamento sobre o parto, desenvolvimento de um plano de parto, aconselhamento sobre uma nutrição adequada durante a gravidez, deteção de doenças que exijam cuidados adicionais, tratamento adequado para essas doenças, deteção de complicações que influenciem a escolha do local de parto, tratamento de doenças que afectam a gravidez das mulheres, tais como a malária, a tuberculose, a ancilostomíase, a carência de iodo e as infecções sexualmente transmissíveis, incluindo o VIH/SIDA, imunização contra o toxoide tetânico, testes voluntários de VIH, aconselhamento e informação sobre amamentação e contraceptivos. [38, 39]

A qualidade dos cuidados pré-natais é um fator determinante do resultado da gravidez e foi designada como um dos quatro pilares da maternidade segura, juntamente com o parto limpo e seguro, os cuidados obstétricos essenciais e o planeamento familiar, que podem contribuir para a redução da mortalidade materna. Por conseguinte, devem ser prestados cuidados pré-natais eficazes e adequados a todas as mulheres grávidas. Na verdade, a falta de cuidados pré-natais é considerada o segundo fator evitável mais importante da mortalidade materna, a seguir aos cuidados obstétricos de má qualidade. [3, 40]

Os cuidados pré-natais devem começar o mais cedo possível. O ideal é que a primeira consulta (inicial) ocorra no primeiro trimestre da gravidez, assim que a mulher descobre que está grávida. Uma vez diagnosticada a gravidez, a mulher faz, normalmente, uma consulta na clínica pré-natal ou em casa com a parteira que esteve afiliada aos cuidados pré-natais. Esta é a visita mais longa mas mais importante. A consulta pode ser efectuada por um médico, um enfermeiro, um técnico de enfermagem, um provedor ou uma parteira. [41, 42]

Para atingir os objectivos da consulta pré-natal, a história e o exame são complementados pelo rastreio e avaliação utilizando uma combinação de métodos, incluindo bioquímicos, hematológicos e ecográficos, altura em que podem ser solicitados estudos laboratoriais ou outros testes, e uma segunda visita para analisar os resultados, completar a base de dados inicial, determinar o estado de risco, planear um curso para os cuidados pré-natais e iniciar o processo de educação da paciente. [7, 43] As componentes da consulta pré-natal inicial incluem a recolha da história clínica completa, a realização de um exame físico (exame abdominal geral e local), a interpretação de exames laboratoriais e a prestação de cuidados primários de manutenção e promoção da saúde. Com base neste quadro, o papel dos enfermeiros nos cuidados pré-natais é: avaliação, análise, planeamento, implementação e avaliação. [44]

Primeira consulta pré-natal

É a primeira visita da grávida ao centro de saúde materna que constitui a principal forma de acesso das mulheres aos cuidados de saúde básicos. Tendo isto em mente, é preciso olhar para os cuidados pré-natais no contexto da avaliação do risco, da promoção da saúde e da intervenção orientada para o risco em geral e não apenas numa perspetiva obstétrica. Isto significa que uma vasta gama de questões deve ser abordada e documentada de forma sistemática e consistente durante os cuidados pré-natais. [45]

A avaliação é o primeiro passo da consulta inicial. Cientificamente, durante a avaliação, o enfermeiro deve realizar várias actividades de prestação de cuidados pré-natais, incluindo a recolha da história clínica, o exame físico, a investigação laboratorial e a educação para a saúde. Em seguida, os prestadores de cuidados de saúde devem fornecer informações sobre saúde às mulheres grávidas para melhorar o seu estado de saúde e bem-estar. [46]

Recolha do historial inicial

A anamnese inicial é um dos componentes mais importantes dos cuidados pré-natais. A história inicial, juntamente com a avaliação do estado da gravidez atual, permite avaliar o risco durante a gravidez. Embora a OMS não classifique atualmente as gravidezes como de alto ou baixo risco e recomende que todas as gravidezes sejam consideradas de alto risco, a identificação dos factores de risco continua a ser útil para minimizar as complicações maternas e neonatais. A avaliação do risco deve incluir a recolha de uma história completa, que inclua: história familiar e social, história menstrual, obstétrica, médica e cirúrgica e avaliação do estado da gravidez atual. [47]

Durante o processo de recolha da história clínica, é importante realizar os cuidados essenciais habituais, tais como: Apresentação do profissional de saúde à mulher, acolhimento, privacidade das grávidas, determinação do nível de risco e das necessidades de cuidados de maternidade da mulher, respeito pelas medidas de higiene e explicação da importância e componentes das consultas regulares de cuidados pré-natais para ajudar o enfermeiro e a cliente a estabelecer uma boa relação. [45, 48]

Antecedentes pessoais e sociais: é importante perguntar o nome, o número de telefone, a idade, a escolaridade, a profissão, a religião e a morada, o que tranquiliza a grávida e a ajuda a relaxar. Ajudam também no sistema de preenchimento e no contacto com a grávida sempre que se considere necessário. Perguntar sobre as habilitações literárias para determinar o ensino de saúde adequado sobre a gravidez. A profissão também é importante, pois algumas profissões afectam a saúde da grávida, como as que requerem exposição a produtos químicos nocivos, vapor de chumbo, inalantes e fontes radioactivas. [49] Além disso, a história social centra-se nos factores ambientais que podem influenciar a gravidez. A habitação e as finanças devem ser considerada, uma vez que os estudos mostram que a mortalidade e a morbilidade perinatais são mais elevadas nas famílias que vivem em más condições. [45]

Historial menstrual: Para avaliar a data prevista para o parto, são necessários pormenores sobre o último período menstrual normal, incluindo a sua data (DUM), o grau de certeza dessa data e se os ciclos são razoavelmente regulares, com cerca de 28 dias. O historial menstrual é de grande importância. Numa mulher que menstrua regularmente, de 28 em 28 dias, a data prevista do parto (DPP) é calculada com exatidão pelo método de Naegle, ou seja, adicionando 7 dias a nove meses a partir do 1.º dia do último período menstrual (DUM). [49]

História familiar. A história médica inclui as doenças específicas do passado da mulher grávida que devem ser inquiridas, especialmente as que implicam um tratamento que deve ser continuado durante a gravidez, por exemplo, doenças renais, cardíacas, mentais, malária, sífilis, hipertensão, febre reumática, epilepsia e diabetes. [50]

A história cirúrgica inclui o registo de operações cirúrgicas gerais e ginecológicas, todas as alergias, sensibilidades a medicamentos e transfusões de sangue. Enumerar (com datas) todas as operações e lesões graves e respectivos resultados. Devem ser incluídos estudos pormenorizados sobre a fertilidade. Relativamente aos partos por cesariana, registar o tipo (com especial atenção para a documentação da incisão uterina), as indicações, o ensaio de trabalho de parto e problemas cirúrgicos especiais ou complicações pós-operatórias. [46]

História obstétrica e gravidez anterior: A história obstétrica da mulher deve ser discutida cuidadosamente, uma vez que contém alguns dos melhores indicadores do desempenho da gravidez atual. As mulheres são questionadas sobre a sua gravidade, paridade, aborto anterior ou interrupção da gravidez, a fase da gestação, qualquer doença posterior, a evolução da gravidez, o trabalho de parto, o puerpério, a fase da gestação e o peso do bebé à nascença. O atraso do crescimento intrauterino e o trabalho de parto prematuro podem ser recorrentes e devem ser inquiridos em gravidezes anteriores.[51]

O estado da gravidez atual constitui uma das partes mais importantes da anamnese. Inclui sintomas e queixas menores da gravidez, bem como práticas de autocuidado. Os sintomas que indicam uma gravidez anormal, como vómitos, dor, hemorragia e edema, bem como os sintomas de toxemia, também são incluídos. [53]

Exame

O passo seguinte no processo de avaliação é o exame físico, que detecta quaisquer problemas físicos que possam afetar o resultado da gravidez. O exame físico inicial fornece a base de referência para avaliar as alterações durante as consultas futuras. O exame físico inclui um exame geral e local (abdómen e vagina). [45]

Exame físico geral

Normalmente, o profissional de saúde efectua uma avaliação completa da cabeça aos pés. Durante a primeira consulta pré-natal, deve ser efectuada uma avaliação da pele e das conjuntivas da mulher (cor, erupção cutânea e palidez), dos sistemas e órgãos cardiovasculares, respiratórios, renais, gastrointestinais, neurológicos e endocrinológicos e uma avaliação do edema para identificar as grávidas de alto risco. O exame físico de uma mulher durante a sua primeira consulta pré-natal, bem como nas consultas subsequentes, deve incluir a medição do peso, da tensão arterial, do pulso e da temperatura corporal. [44]

A medição do peso é um dos exames importantes, pois permite avaliar o ganho de peso durante a gravidez, que é um parâmetro para avaliar o estado de saúde nutricional da mulher. Peso < 45 kg (100 lb) ou > 91 kg avaliar a necessidade de aconselhamento nutricional; obter informações sobre hábitos alimentares, práticas culinárias, alimentos consumidos regularmente, limitações de renda, necessidade de suplementos alimentares, pica e outros hábitos alimentares anormais. Registar o peso inicial para estabelecer uma linha de base para o aumento de peso durante a gravidez. O aumento de peso ideal durante a gravidez depende de muitos factores, como o peso antes da gravidez, a altura, a estrutura óssea, a idade e o nível de atividade. *A medição da altura* é importante, uma vez que se correlaciona ligeiramente com o tamanho da pélvis. Já não é recomendado pela OMS como procedimento padrão, exceto se a mulher for muito baixa e houver risco de desproporção céfalo-pélvica (DPC).[46]

Deve ser observada a presença clínica de **anemia** através do exame oftalmológico e da pele do rosto. A pele seca indica desidratação, o rubor malar indica estenose mitral, o inchaço geral indica retenção de líquidos e a coloração amarelada indica iterícia. Verificar se a glândula tiroide está aumentada. Inclui-se um breve exame dos **dentes**, nem que seja para alertar a mulher para visitar um dentista. A deterioração dos dentes e das gengivas pode ser rápida durante a gravidez e os cuidados dentários são gratuitos nesta altura e durante um ano após o parto. [53]

O exame mamário na primeira consulta pré-natal era tradicionalmente utilizado para determinar se era possível antecipar quaisquer problemas com a amamentação. Em particular, as mulheres devem ser examinadas para detetar a presença de mamilos planos ou invertidos como potenciais obstáculos à amamentação. [47]

A coluna vertebral deve ser examinada para detetar eventuais zonas sensíveis, bem como cifose e escoliose a longo prazo, que possam ter afetado o desenvolvimento pélvico; as pernas devem ser examinadas *para detetar edema* e *varizes.O exame pélvico* durante a gravidez é utilizado para detetar uma série de condições clínicas, tais como anomalias anatómicas e infecções sexualmente transmissíveis, para avaliar o tamanho da pélvis da mulher (pelvimetria) e para avaliar o colo uterino, de modo a poder detetar sinais de incompetência cervical (associados a abortos recorrentes a meio do trimestre) ou para prever um trabalho de parto pré-termo. [55]

Exame físico local

O exame abdominal e vaginal dá à mulher a garantia de que a gravidez está a evoluir bem. O exame abdominal consiste em três fases: inspeção, palpação e auscultação. [56]

Inspeção: O abdómen da mulher é inspeccionado *quanto* à *forma* do abdómen para verificar se o feto está deitado, a sua posição e largura, se está deitado transversalmente, os movimentos fetais são inspeccionados como prova da vida e posição do feto e a presença de edema e varizes. Pode indicar *o tamanho* para a altura do fundo do útero, que determina o período de gestação, gravidezes múltiplas e a quantidade de líquido amniótico. [45]

Palpação: É a segunda fase do exame abdominal. As suas regras gerais são essenciais para obter o máximo de informação. Estas regras indicam que a palpação deve ser efectuada com delicadeza, que a mulher deve urinar, que deve estar deitada numa posição descontraída, que a temperatura da sala deve ser adequada e que as mãos do palpador devem estar quentes e apoiadas no abdómen. Se a consulta inicial for efectuada antes das 12 semanas, o útero provavelmente não será sentido no exame abdominal, ao passo que a palpação do útero após a 28th semana de gravidez é uma grande ajuda para determinar a duração da gravidez, o tamanho do feto, a sua posição, atitude, apresentação, posição, gravidez múltipla e determinar o grau de apresentação da parte na pélvis. Após a palpação abdominal superficial, deve proceder-se à palpação geral do útero para determinar o seu tamanho, forma, consistência, sensibilidade e mobilidade. Esta palpação é efectuada através da estimativa do nível do fundo do útero e de diferentes manobras obstétricas. As manobras obstétricas incluem as manobras fúndica, lateral, pélvica e de pata/)[57]

O nível do fundo do útero é efectuado para calcular a duração da gravidez através da medição da sua altura acima da sínfise púbica em centímetros. Os factores que influenciam a altura do fundo do útero são: a paridade materna, o tamanho, a bexiga cheia, a mentira e o número de fetos. [46]

Manobra do fundo do útero Para determinar o que se encontra no fundo do útero, coloca-se a mão no abdómen abaixo do xifisterno e move-se suavemente para baixo até se sentir o fundo do útero. Em alternativa, utiliza-se uma fita métrica, mantendo o lado graduado para baixo, de modo a não influenciar a leitora. As notas pré-natais são consultadas para verificar se o crescimento é normal/)[48]

O manover lateral avalia o corpo principal do útero para confirmar a mentira e identificar a posição fetal (relação das costas do feto com a parede abdominal anterior da mãe). Uma mão é colocada num dos lados do útero para aplicar pressão, enquanto a outra tenta, com as pontas dos dedos, identificar o que se encontra no lado oposto.

Confirmar também a posição fetal (a relação entre o eixo longo da coluna vertebral fetal e o eixo longo do útero materno). **A manobra lateral** também permite conhecer o tamanho do feto, a forma do lado direito do útero, o tónus do útero, o volume do líquido amniótico e a presença de movimentos fetais. [44]

O manover pélvico é utilizado para identificar a apresentação que é a primeira parte do feto que se encontra no pólo inferior do útero, sobre a borda pélvica. Pode ser sentida se a mulher respirar fundo e expirar. Para palpar a apresentação, coloca-se uma mão de cada lado da apresentação e aplica-se pressão, enquanto a outra mão apoia os fundos. O envolvimento da apresentação é avaliado de acordo com a passagem do diâmetro mais largo da parte apresentadora através da borda pélvica. Pode então determinar a natureza desta parte (cabeça, pélvis ou ombro) e certas condições específicas como a placenta prévia, a hidrocefalia e o vazio do segmento uterino inferior acima da entrada pélvica. [58]

O Pawlickmanover é útil para determinar se a parte que se apresenta está a flutuar, fixa ou encaixada na entrada pélvica e a atitude da cabeça na apresentação cefálica (fletida, deflectida ou estendida). [59]

Auscultação

A localização da apresentação e da posição do feto será útil para mostrar onde colocar o estetoscópio para ouvir o coração fetal. Os pontos aproximados dos sons cardíacos fetais são o occipito direito anterior, o occipito direito posterior e o occipito esquerdo anterior. Os batimentos cardíacos fetais podem ser auscultados por um sonicóide a partir da 12ª semana de gestação e por um fetoscópio a partir da 20ª semana de gestação. Os sons cardíacos (sinal seguro de gravidez) são ouvidos através do ombro anterior do feto (omoplata), consoante a posição. O coração fetal é avaliado quanto à sua presença, à sua variabilidade, à sua frequência (120-160 batimentos por minuto) e à sua regularidade. É fácil de distinguir da frequência cardíaca materna, que também deve ser avaliada para determinar se o coração fetal está realmente a ser escutado. [46, 50]

O exame vaginal tem como função confirmar o aumento do útero na gravidez, tentar avaliar a fase de trabalho de parto, excluir outras massas pélvicas e avaliar a pélvis óssea. É efectuado no início da gravidez para diagnosticar aborto espontâneo e

Distingue os diferentes tipos. A coloração púrpura azulada da mucosa do vestíbulo e da mucosa vaginal pode ocorrer devido a congestão (sinal de Chadwick). *O colo do útero* fica muito congestionado, o que resulta numa coloração violeta-azulada ou púrpura da membrana mucosa e no amolecimento da maior parte da ... -   (59)
colo do útero.()

Investigações

Esta é a terceira etapa do processo de avaliação durante a primeira consulta pré-natal. O enfermeiro deve informar a grávida sobre os exames laboratoriais que é importante efetuar durante a gravidez e insiste na necessidade de os realizar o mais cedo possível. Na consulta inicial, é geralmente pedida uma série de análises para obter dados de base que permitam a deteção precoce e a intervenção em caso de problemas. Os testes que são geralmente efectuados a todas as mulheres grávidas incluem estudos sanguíneos, análises à urina e estudos genéticos. [60]

Os testes de gravidez dependem da presença de gonadortrofina coriónica humana (HCG) na urina e no soro de mulheres grávidas, incluindo uma amostra de sangue venoso e testes de urina. [57]

Uma amostra de sangue venoso é analisada para: concentração de hemoglobina (HB %) ou volume celular médio, hematócrito, glóbulos brancos, grupos rhesus (RH) e, se relevante, anticorpos rhesus. O primeiro destina-se a permitir uma compatibilidade cruzada mais rápida do sangue, se necessário, durante a gravidez ou o parto; o segundo destina-se a alertar para problemas e a servir de base de referência se um feto rhesus-positivo estiver no útero de uma mulher rhesus-negativa. [61]

A análise da urina para deteção de proteínas, glucose e cetonas deve ser efectuada em cada consulta pré-natal. As cetonas devem-se à degradação da gordura para fornecer glicose, causada por necessidades fetais não satisfeitas que podem ser devidas a vómitos, hiperemese, fome ou exercício excessivo, glicosúria causada por níveis sanguíneos circulantes mais elevados, limiar renal reduzido ou doenças, proteinúria devida a contaminação por leucorreia vaginal ou doenças como infecções do trato urinário ou perturbações hipertensivas da gravidez. Deve ser efectuada uma análise da urina e testes de rastreio (por exemplo, teste do nitrato de dispsina) ou cultura para deteção de infeção do trato urinário. [62]

Estudos genéticos o enfermeiro deve informar a grávida sobre o teste genético rastreio sérico da síndrome de Down por teste duplo ou triplo, hemofilia, anticorpos contra a hepatite B, anticorpos contra a rubéola, doença falciforme ou talassemia.

Por outro lado, nalguns casos, pode ser indicada **uma cultura de fezes** para pesquisa de óvulos e parasitas. Além disso, **um teste cutâneo de tuberculina** para mulheres grávidas de alto risco. [63]

As radiografias do tórax são raramente realizadas, exceto em mulheres de regiões do mundo onde a tuberculose pulmonar ainda é endémica. [46]

A avaliação **por ultra-sons** é agora realizada na maioria das mulheres grávidas. A ultrassonografia entre 10 e 13 semanas pode medir a translucência nucal, que está sendo avaliada como um teste de triagem para a síndrome de Down. Assim, embora 16-18 semanas seja um momento útil para avaliar a idade gestacional por ultrassom, avaliações muito mais tardias são necessárias para avaliar a normalidade fetal. Às 18 semanas podem ser detectadas anomalias congénitas, como espinha bífida, onfalocele e anomalias renais. A melhor forma de o fazer é por volta das 18-20 semanas, para medir o diâmetro biparietal e, assim, obter um valor de referência do tamanho do feto e a confirmação da idade gestacional, para determinar a data prevista para o parto. Podem ser detectadas anomalias congénitas graves. [50]

Outras doenças que se caracterizam por uma diminuição do crescimento, como a microcefalia ou algumas formas de nanismo, podem também não ser visíveis até ao final do segundo trimestre. Nesta fase, é também possível obter uma visão das quatro câmaras do coração para excluir anomalias grosseiras, mas os pormenores das conexões cardíacas podem não ser óbvios até às 22-24 semanas. Além disso, são necessários ecografistas mais qualificados e equipamento de alta resolução para produzir exames que permitam avaliar a normalidade. Também às 24 semanas, o fluxo Doppler. [47]

Educação da mulher grávida em função das suas necessidades:

Uma vez que a gravidez não é uma doença, são necessários poucos cuidados especiais para além do senso comum sobre os cuidados pessoais. No entanto, muitas mulheres ouviram diferentes avisos sobre o que devem ou não fazer durante a gravidez. Por isso, a mulher comum precisa de alguma ajuda para separar os factos da ficção, de modo a poder desfrutar da sua gravidez sem restrições desnecessárias. Reveja com a paciente a natureza do seu calendário de visitas e as próximas avaliações/intervenções. [60]

A mulher grávida deve ser informada de forma simples sobre alimentação, medicação e abuso de substâncias, repouso, sono, trabalho, viagens, atividade física, exercício ao ar livre, atividade sexual, bexiga, intestino, higiene pessoal, cuidados dentários, cuidados com os seios, vestir-se. Também deve ser informada sobre os sinais de perigo, os riscos profissionais e ambientais, a vacinação e a marcação da próxima consulta. [45]

Boa nutrição durante a gravidez: é essencial para o bem-estar da mãe e do feto em desenvolvimento, para o desenvolvimento de uma musculatura uterina eficaz, para o desenvolvimento do tecido mamário e para o desenvolvimento de uma placenta que funcione corretamente. Deve ser dada especial atenção às mulheres com peso a menos, às mulheres com deficiências vitamínicas, às vegetarianas e às mulheres com dietas especiais ou com hábitos alimentares invulgares, como a pica, a anorexia ou a bulimia. As mulheres com peso a menos correm um risco acrescido de ter um bebé de baixo peso. [66]

Durante a gravidez, as necessidades de nutrientes aumentam para apoiar a saúde da mulher grávida e as necessidades do bebé em crescimento. Deve ser dada especial atenção aos seguintes nutrientes:

Ao longo da gravidez e especialmente durante o terceiro trimestre, o feto precisa de **cálcio para** construir ossos saudáveis. Felizmente, durante a gravidez, o cálcio é absorvido de forma mais eficaz pela alimentação, pelo que as necessidades do feto são satisfeitas. As recomendações para o cálcio durante a gravidez e a amamentação são, por conseguinte, as mesmas que para as mulheres não grávidas (1000 mg por dia). O cálcio necessário para a mãe e para o bebé durante a gravidez pode ser fornecido por 3 a 4 doses de produtos lácteos por dia. Uma dose equivale a: um copo de leite (250mL), uma embalagem de iogurte (200g) e 2 fatias de queijo (40g).[67]

O folato é uma vitamina B que se encontra naturalmente nos vegetais de folha verde, na fruta (por exemplo, citrinos, bagas e bananas) e nas leguminosas. Quando esta vitamina é adicionada aos alimentos ou utilizada em suplementos alimentares, é conhecida como ácido fólico. A falta de folato durante o início da gravidez tem sido associada a um maior risco de defeitos do tubo neural, como a espinha bífida. Para reduzir o risco de defeitos do tubo neural nos bebés, o National Health and Medical Research Council (NHMRC) recomenda que, para além de uma dieta saudável rica em folato, as mulheres necessitem de 400 microgramas adicionais de ácido fólico por dia durante, pelo menos, um mês antes da conceção e durante os primeiros três meses de gravidez. Isto pode ser conseguido através da toma de um suplemento de ácido fólico. [68]

As necessidades de **ferro** das mulheres grávidas aumentam significativamente durante a gravidez, especialmente durante o segundo e terceiro trimestres, quando a quantidade de sangue no corpo aumenta e para satisfazer as necessidades da placenta e do bebé em crescimento. Para evitar a deficiência de ferro, é importante ingerir muitos alimentos ricos em ferro. A carne vermelha é uma das fontes mais ricas em ferro. O frango e o peixe contêm níveis moderados. Também se podem encontrar pequenas quantidades de ferro nas leguminosas, nos vegetais de folha verde e nos cereais enriquecidos com ferro. A carne fornece a forma de ferro mais facilmente absorvida, mas comer alimentos ricos em vitamina C (por exemplo, tomates e laranjas) ajudará o seu corpo a absorver o ferro de fontes vegetais [35]. [ ]

O iodo é essencial para o desenvolvimento do cérebro e do sistema nervoso do bebé. Durante a gravidez, as necessidades de iodo aumentam em 47% e em 80% durante a amamentação. Os produtos lácteos, o marisco e o pão fortificado podem ser fontes valiosas, mas recomenda-se a toma de suplementos de iodo durante este período para garantir que as necessidades de crescimento do bebé são satisfeitas. [68]

O zinco é essencial para o crescimento e desenvolvimento normais dos ossos, do cérebro e de muitas outras partes do corpo. Está amplamente disponível numa variedade de alimentos, o que torna possível às mulheres grávidas atingirem as suas necessidades de zinco apenas através da dieta. O zinco é mais facilmente absorvido a partir de fontes animais como a carne vermelha, o peixe e os lacticínios e, em menor grau, a partir de fontes vegetais como os frutos secos, as leguminosas e os cereais. [49]

As proteínas são necessárias durante a gravidez para apoiar o crescimento do bebé e as alterações no corpo do bebé. A subnutrição proteica é um problema grave e pode resultar em parto prematuro, fraco desenvolvimento cerebral, debilidade do sistema imunitário e incapacidade de maximizar o potencial genético durante o desenvolvimento fetal. Também ajuda o tecido mamário e uterino a crescer durante a gravidez e desempenha um papel importante no aumento do fornecimento de sangue. Em geral, uma alimentação saudável e equilibrada fornece proteínas suficientes para satisfazer as necessidades durante a gravidez. [28]

Medicação e consumo de substâncias: todos os medicamentos durante a gravidez devem ser discutidos com o médico. A mulher grávida deve ser aconselhada a não consumir álcool e drogas e a não fumar, pelo menos durante a gravidez, uma vez que são prejudiciais para a sua saúde e para a saúde do seu bebé, aumentando o risco de bebés com baixo peso à nascença, placenta prévia, descolamento da placenta e síndrome da morte súbita do lactente. Poucos medicamentos foram considerados seguros para utilização durante a gravidez, mas devem ser utilizados o menos possível durante a gravidez e devem ser limitados a circunstâncias em que os benefícios superem os riscos. O uso e abuso de substâncias podem afetar a saúde da mãe e do feto ou do bebé. [69]

Por outro lado, todas as mulheres grávidas devem ser totalmente **imunizadas** com a vacina contra o toxoide tetânico (TT), a fim de prevenir o tétano neonatal. Se a vacina TT não tiver sido administrada antes, deve ser administrada durante a gravidez sob a forma de 2 doses, com 4 semanas de intervalo, a partir do 4.º mês; as restantes doses de TT devem ser completadas mais tarde, de acordo com o calendário aprovado.[70]

Tabela (I): Esquema de vacinação contra o toxoide tetânico para mulheres grávidas e mulheres em idade fértil que não receberam imunização prévia contra o tétano.

	Optimum dosing interval[17,94,98,99]	Minimum acceptable dosing interval[74,97]	Estimated duration of protection[74,97]
Dose one	At first contact with health worker or as early as possible in pregnancy	At first contact with health worker or as early as possible in pregnancy	None
Dose two	6-8 weeks after dose one*	At least 4 weeks after dose one	1-3 years
Dose three	6-12 months after dose two*	At least 6 months after dose two or during subsequent pregnancy	At least 5 years
Dose four	5 years after dose three*	At least one year after dose three or during subsequent pregnancy	At least 10 years
Dose five	10 years after dose four*	At least one year after dose four or during subsequent pregnancy	All childbearing age years; possibly longer

Fonte: Organização Mundial de Saúde (OMS). Maternal immunization against tetanus (Imunização materna contra o tétano). Genebra: OMS; 2006.

Trabalho e deslocações: Uma mulher com uma gravidez normal pode normalmente continuar a trabalhar até ao início do trabalho de parto. Deve evitar estar de pé ou sentada durante muito tempo. As mulheres com problemas médicos ou obstétricos podem ter de fazer ajustamentos com base na natureza das suas actividades e ocupação. As mulheres cujo trabalho exija estar de pé, fazer movimentos repetitivos e levantar pesos podem ter de fazer mais pausas durante o trabalho ou mudar de trabalho para outro que não exija tarefas pesadas. Na ausência de complicações obstétricas e médicas, as mulheres grávidas podem **viajar** com as mesmas precauções gerais antes das 36 semanas de gestação. As viagens de avião são geralmente limitadas para as mulheres grávidas após as 24 semanas de gestação. [71, 72]

Um **descanso e um sono** adequados são importantes durante a gravidez. A mulher pode sentir-se cansada e sonolenta. Por isso, a grávida deve ser aconselhada a fazer pequenos descansos ao longo do dia com os pés para cima, deitada de lado, especialmente do lado esquerdo, com o joelho dobrado, é provavelmente a posição mais confortável. Além disso, uma pequena almofada colocada sob o abdómen, quando deitada de lado, alivia o desconforto resultante do aumento do peso do útero. [72]

Atividade física: existem cada vez mais provas médicas de que **o exercício ao ar livre** é saudável durante a gravidez. No entanto, uma mulher grávida deve consultar o seu médico antes de praticar exercício físico. Se não tiver qualquer contraindicação, pode fazê-lo 3 vezes por semana durante 30 minutos de cada vez. Caminhar, nadar, andar de bicicleta fixa e participar numa aula de aeróbica pré-natal são excelentes opções de exercício para uma mulher grávida. Devem ser evitados *exercícios* que exijam movimentos bruscos e saltitantes e estar ao ar livre com tempo quente. A mulher deve usar um soutien de apoio e calçado desportivo adequado durante o exercício e beber muita água. A mulher deve parar de se exercitar se surgirem os seguintes sinais: tonturas, desmaios, dores de cabeça, falta de ar, contracções uterinas, hemorragia vaginal ou fuga de líquidos e palpitações cardíacas. [73]

Em geral, **a atividade sexual** normal pode continuar durante a gravidez. As posições podem variar à medida que a barriga cresce. Se a atividade sexual causar algum desconforto à mulher, deve ser interrompida. A atividade sexual não é recomendada pelos médicos em determinadas circunstâncias: história de parto prematuro ou de trabalho de parto, história de aborto espontâneo, hemorragia vaginal ou corrimento líquido, placenta prévia ou placenta baixa e colo do útero incompetente. Por outro lado, a mulher deve evitar o contacto com o parceiro que tenha doenças infecciosas, especialmente rubéola ou sarampo alemão, porque tem efeitos deletérios no feto. [74]

No que diz respeito à **bexiga e** aos **intestinos,** durante a gravidez, é essencial uma ação regular e diária dos intestinos. No entanto, a obstipação é suscetível de ocorrer devido à atonia intestinal e à diminuição da atividade. Previne-se através de uma alimentação rica em fibras, líquidos, legumes, bebendo um copo de água ou de leite de manhã cedo e/ou ao fim da tarde. [75]

O enfermeiro deve informar a grávida que **a higiene pessoal é** uma necessidade para a manutenção de uma boa saúde durante a gravidez; remove a sujidade, as bactérias, o suor, a pele morta, as células e as secreções corporais, pelo que deve lavar as mãos frequentemente ao longo do dia, tomar duche duas vezes por dia e usar roupa interior de algodão. Por outro lado, deve também lavar a zona perineal devido à frequência das micções e ao aumento do corrimento. Deve evitar duches vaginais, sabonetes perfumados, loções e sprays perineais para evitar irritações e potenciais infecções/)[76]

A enfermeira deve também informar a grávida de que *os cuidados dentários* são importantes durante a gravidez para prevenir a gengivite, as infecções orais e o sangramento das gengivas. Assim, a grávida deve procurar um profissional de saúde dentária durante o primeiro trimestre para avaliação e cuidados; escovar os dentes cuidadosamente de manhã, depois de cada refeição e antes de se deitar; mascar pastilhas elásticas sem açúcar durante 10 minutos depois de uma refeição, se não for possível escovar os dentes; comer alimentos ricos em vitaminas (A, C, D) e cálcio, bem como evitar snacks açucarados. [77]

Para além dos **cuidados com o peito,** o enfermeiro deve aconselhar a grávida a usar um soutien adequado com alças largas para dar um bom apoio aos seios pesados. Quando começa a secreção de colostro, a mulher é aconselhada a colocar um pano de algodão no sutiã e a mudá-lo frequentemente para evitar a acumulação e a escoriação e a lavá-lo. Além disso, a mulher grávida não deve massajar os seios nem os mamilos durante a gravidez, pois pode provocar um aborto. [72]

Por outro lado, o enfermeiro deve informar a grávida para evitar ligas, cintas muito firmes com pernas de calças e meias até ao joelho, porque podem impedir a circulação nos membros inferiores. Sugerir o uso de sapatos com um salto moderado a baixo para minimizar a inclinação pélvica e possíveis dores de costas. De resto, as regras são comuns. [45]

Riscos profissionais e ambientais: Infelizmente, os poluentes, as substâncias radioactivas e os produtos químicos, como o óxido de etileno, o chumbo, o mercúrio e o benzeno, que os trabalhadores podem transportar na pele ou no vestuário, podem causar problemas reprodutivos, como baixo peso à nascença, perturbações do desenvolvimento, aborto espontâneo e parto prematuro. [50]

Sinais de perigo. Tendo em conta os sinais de perigo da gravidez, o seu reconhecimento é de extrema importância para a mulher e para a sua família, a fim de procurar atempadamente cuidados médicos. Os sinais de perigo durante a gravidez incluem hemorragia vaginal, náuseas e vómitos que duram mais de 24 horas, febre, palidez, fraqueza e desmaios, dificuldades respiratórias, saída de líquido da vagina, dores abdominais, corrimento sanguinolento com/sem contracções, dores de cabeça fortes e perturbações visuais, dores epigástricas, edema generalizado ou aumento rápido de peso, diminuição da atividade fetal, disúria e dores nas costas ou abdominais. Se pelo menos um ou mais dos sinais mencionados estiverem presentes, a mulher deve procurar imediatamente assistência médica. [78-80]

Marcar a próxima consulta: O enfermeiro deve explicar ou recordar à mulher a importância das consultas pré-natais regulares para obter melhores resultados para a mãe e o feto e marcar a próxima consulta pré-natal. A próxima consulta pré-natal deve ser marcada de acordo com as recomendações da OMS e do American College of Obstetricians and Gynecologists e depende da idade gestacional e da evolução da gravidez. Se a mulher for saudável, deve seguir as recomendações da OMS, por exemplo: na primeira consulta pré-natal, a idade gestacional era de 14 semanas, pelo que a mulher deve ir à segunda consulta pré-natal às 16 semanas, de acordo com o calendário da OMS, ou daqui a 4 semanas.[81]

Tabela (II): Recomendado pelo American College of Obstetricians and Gynecologists ACOG número de consultas pré-natais por trimestre de gravidez baixa 8-10 consultas pré-natais de acordo com esta tabela.

Trimester	Number of visits
First (1-12 weeks of gestation)	1-2
Second (12-28 weeks of gestation)	4
Third (28-40 weeks of gestation)	3-4

Fonte:http://www.takingcharge.csh.umn.edu/explore-healing-practices/holistic-pregnancy-childbirth/   schedule-prenatal-care. [Acedido em: 2 Dez, 2014]

Tratamento de pequenos desconfortos comuns durante a gravidez

Durante a gravidez normal, podem surgir alguns pequenos incómodos. Os mais importantes são: náuseas e vómitos, fadiga, hemorróidas, varizes, azia, pica, alterações cutâneas, corrimento vaginal, nariz congestionado, obstipação, dores de costas, tonturas, sensibilidade mamária, micção frequente, incontinência de esforço, dispneia, inchaço dos membros inferiores, cãibras musculares, síndrome da veia cava, síndrome do túnel cárpico e insónia. No entanto, cada futura mãe pode sentir os sintomas de forma diferente ou não os sentir de todo. [46]

Náuseas e vómitos no início da gravidez, também designados por enjoos matinais. Um dos desconfortos mais comuns do início da gravidez deve-se possivelmente a níveis elevados de gonadotropina coriónica humana (HCG), progesterona, expectativas culturais, factores emocionais e reação hipoglicémica em resultado do aumento do metabolismo basal, especialmente após um período de jejum (da noite para a manhã).As intervenções de enfermagem consistem em aconselhar a mãe a comer uma bolacha, uma torrada seca antes de se levantar (se possível, manter à cabeceira da cama), comer espaçadamente, comer pequenas quantidades com frequência, manter-se de pé depois de comer, beber líquidos fora das horas das refeições, evitar alimentos ácidos, gordos ou picantes, leite e iogurte podem ajudar a aliviar os sintomas. [82]

Os enjoos matinais parecem ser agravados pelo stress, viagens e certos alimentos ricos em proteínas e gorduras. Para atenuar os sintomas, comer pequenas refeições várias vezes ao dia pode ajudar. Uma dieta rica em hidratos de carbono complexos (como pão integral, massa, bananas e vegetais de folha verde) também pode ajudar a reduzir a gravidade das náuseas. [83]

Azia, indigestão e pica A azia é uma sensação de ardor na região epigástrica e esternal. Resulta do relaxamento do esfíncter cardíaco e da diminuição do tónus e da mobilidade dos músculos lisos, que se deve ao aumento da progesterona, permitindo assim a regurgitação esofágica, a diminuição do tempo de esvaziamento do estômago e a inversão do peristaltismo. **A pica** é um desejo raro de comer substâncias que não são alimentos, como terra, barro ou carvão. As intervenções de enfermagem consistem em aconselhar o doente a fazer refeições pequenas e frequentes, a comer devagar, a evitar alimentos gordos e que formem gases, a manter uma boa postura para dar muito espaço ao trato gastrointestinal e a não se deitar depois de comer. [84, 85]

Fadiga: Como o corpo trabalha horas extraordinárias para proporcionar um ambiente nutritivo ao feto, não é de admirar que a mulher grávida se sinta frequentemente cansada. No primeiro e terceiro trimestres, o volume de sangue e outros fluidos aumenta à medida que o corpo se adapta à gravidez. Por vezes, a anemia é a causa subjacente do cansaço. Uma simples análise ao sangue efectuada na primeira consulta pré-natal permite detetar a anemia. A enfermeira deve aconselhar as mulheres grávidas a evitarem actividades exaustivas, a fazerem um período de repouso, a seguirem uma dieta equilibrada e a consultarem o médico/)[86]

Prisão de ventre: A motilidade do trato gastrointestinal é retardada devido ao aumento da progesterona, o que faz com que os alimentos sejam processados pelo organismo, resultando num aumento da reabsorção de água e na secagem das fezes; e na compressão dos intestinos pelo útero dilatado. O aumento da pressão exercida pela gravidez sobre o reto e os intestinos pode interferir com a digestão e com os movimentos intestinais subsequentes. [87] A intervenção de enfermagem consiste em aconselhar a doente a beber pelo menos seis copos de água por dia, aumentar a ingestão de alimentos grosseiros (por exemplo, farelo, cereais moídos grosseiros e frutas e legumes frescos com pele), fazer exercício moderado todos os dias, especialmente caminhadas, manter um horário regular para os movimentos intestinais e utilizar técnicas de respiração profunda e de relaxamento. [88, 89]

A lombalgia é causada pelo relaxamento da articulação sacro-ilíaca, que se deve ao aumento das hormonas (hormona sexual esteroide e relaxante), o que provoca um ligeiro relaxamento articular e muscular e um aumento da mobilidade; e por curvas lombares e cérvico-torácicas exageradas, causadas por alterações do centro de gravidade devido ao aumento do abdómen e dos seios. À medida que o peso da mulher aumenta, o seu equilíbrio altera-se e, por conseguinte, a sua coluna é sobrecarregada. As articulações pélvicas que começam a soltar-se na preparação para o parto também contribuem para esta tensão nas costas. As intervenções de enfermagem consistem em aconselhar a doente a praticar uma boa postura e uma boa mecânica corporal (usar a inclinação pélvica e dobrar os joelhos), vestuário adequado, sapatos bem ajustados e dormir num colchão firme ou num encosto que reduzam a tensão nas costas. As dores de costas podem indicar uma infeção dos rins ou da bexiga. Por isso, deve ser cuidadosamente avaliada pelo médico. [90, 91]

Os desmaios e as tonturas são um sintoma comum durante a gravidez, que pode ser causado por: pressão arterial baixa devido à compressão do útero sobre as artérias principais e são agregados por níveis baixos de açúcar no sangue, e por passar rapidamente de uma posição sentada para uma posição de pé. Por conseguinte, a enfermeira aconselha a grávida a deitar-se sobre o lado esquerdo quando descansa para evitar a síndrome hipotensiva supina (síndrome da veia cava) e a levantar-se lentamente. Além disso, a grávida deve evitar a hipoglicemia comendo diariamente pequenas refeições frequentes e ricas em hidratos de carbono. [92]

Dores de cabeça: podem ser causadas por alterações hormonais durante a gravidez, especialmente durante o primeiro trimestre. O repouso, a alimentação correta e a ingestão adequada de líquidos podem ajudar a aliviar os sintomas das dores de cabeça. Consulte sempre o médico antes de tomar qualquer medicação para esta condição. [93]

Hemorróidas: devido ao aumento da pressão sobre o reto e o períneo e ao aumento da probabilidade de prisão de ventre à medida que a gravidez avança, as hemorróidas são comuns no final da gravidez. Assim, a enfermeira deve tranquilizar a grávida quanto ao facto de as hemorróidas poderem desaparecer após o parto e ensinar-lhe medidas de conforto, como banhos de assento quentes ou a aplicação de compressas frias. Deve também instruí-la para empurrar suavemente as hemorróidas para o reto, depois de lubrificar os dedos com vaselina ou creme frio. Além disso, a enfermeira deve informar a grávida sobre as medidas que previnem a obstipação, tais como o aumento da ingestão de fibras, a ingestão de pelo menos dois litros de líquidos por dia, a prática de exercício físico adequado e a manutenção de hábitos intestinais regulares. Além disso, deve instruí-la para elevar os pés num banco enquanto defeca para minimizar o risco de esforço e encorajá-la a evitar estar sentada ou de pé durante muito tempo. Consulte sempre um médico antes de utilizar qualquer medicamento para tratar esta doença. [94, 95]

Varizes: As varizes - veias inchadas e arroxeadas - são comuns nas pernas. A varicosidade afecta as veias dos membros inferiores (pernas), os órgãos genitais externos (vulva ou lábios), a pélvis e a zona perineal (hemorróidas). Na maioria dos casos,

As varizes são causadas pelo aumento da pressão nas pernas e nas veias pélvicas e pelo aumento do volume de sangue. O enfermeiro deve aconselhar as mulheres grávidas a evitarem a obesidade, ficarem de pé durante muito tempo, sentarem-se, usarem vestuário constritivo, prisão de ventre, usarem meias até ao joelho, cintas apertadas, baixarem-se e elevarem as pernas quando estão sentadas, descansarem o suficiente, fazerem exercício moderado, tratamento quando as varizes se desenvolverem, Se estiverem na vulva, podem ser aliviadas colocando uma almofada debaixo das nádegas para elevar as ancas, assumindo a posição de sim durante alguns minutos várias vezes ao dia, evitando ficar de pé tanto quanto possível. Para aliviar a dor e o inchaço, tomar banhos quentes ou aplicar localmente compressas (compressas de hamamélis). [96, 97]

Sangramento das gengivas: é causado pelo aumento do fluxo sanguíneo durante a gravidez, o que faz com que sangrem facilmente. A mulher grávida deve continuar a cuidar dos seus dentes e gengivas e ir ao dentista para fazer exames regulares. Este sintoma desaparece geralmente após a gravidez. A enfermeira deve encorajá-la a praticar uma boa higiene oral, utilizando uma escova de dentes macia, fio dental diariamente e elixir bucal com soro fisiológico morno. Deve também informar o seu dentista se o problema persistir. [98]

Nariz congestionado ou com sangue (congestão nasal): o revestimento do trato respiratório recebe mais sangue, tornando-o frequentemente mais congestionado. Esta congestão pode também causar entupimento do nariz ou hemorragias nasais. Para além disso, os pequenos vasos sanguíneos do nariz são facilmente danificados devido ao aumento da pressão sanguínea, provocando hemorragias nasais. A enfermeira deve aconselhar a grávida a beber mais água, a assoar-se suavemente e a evitar a utilização de descongestionantes nasais e sprays. [99]

A sensibilidade mamária é mais acentuada durante os primeiros três meses. Os seios aumentam de tamanho e podem ficar bastante sensíveis. O uso de um bom sutiã de apoio pode ajudá-la a sentir-se mais confortável. [72] No que diz respeito às **alterações cutâneas** devidas às flutuações dos níveis hormonais, incluindo as hormonas que estimulam a pigmentação da pele, podem surgir manchas castanhas no rosto, na testa e/ou nas bochechas. Este fenómeno é frequentemente designado por máscara da gravidez, ou cloasma, e desaparece pouco depois do parto. A pigmentação também pode aumentar na pele à volta dos mamilos, chamada aréola.

Além disso, surge frequentemente uma linha escura a meio do abdómen. Além disso, as estrias; As estrias rosadas podem aparecer no abdómen, nos seios, nas coxas ou nas nádegas. As estrias são geralmente causadas por um aumento rápido de peso, e as marcas desaparecem normalmente após a gravidez/)[100]

Corrimento vaginal: As mulheres devem ser informadas de que o aumento do corrimento vaginal é uma alteração fisiológica comum que ocorre durante a gravidez. Se estiver associado a comichão, dor, cheiro desagradável ou dor ao urinar, pode haver uma causa infecciosa e deve ser considerada uma investigação. A enfermeira deve encorajar a grávida a manter a zona perineal limpa, a usar roupa interior de algodão e a usar pensos higiénicos para absorver o corrimento, bem como a procurar aconselhamento médico em caso de corrimento abundante, comichão ou irritação. [101]

A micção frequente e a urgência é outro sintoma de gravidez que se manifesta mais acentuadamente durante o primeiro trimestre e no final da gravidez. A enfermeira deve aconselhar a grávida a não restringir a ingestão de líquidos para tentar diminuir a frequência da micção, a aumentar a ingestão de líquidos durante o dia e a diminuí-la e limitá-la antes de deitar para garantir o repouso, a limitar a ingestão de bebidas com cafeína e a avisar o médico se notar dor ou ardor. [75]

Incontinência de esforço. Ocorre mais tarde na gravidez. A incontinência de esforço é causada pelo aumento do útero e pela pressão exercida sobre a parte que se apresenta na bexiga. As intervenções de enfermagem consistem em ensinar à mulher como fazer o exercício de Kegel, encorajá-la a usar pensos perineais e informar a doente para notificar o médico para que a rutura das membranas possa ser excluída. [50]

No que diz respeito à **dispneia, esta** pode ser muito incómoda nas últimas semanas de gravidez. A mulher grávida pode ter dificuldade em dormir. As intervenções de enfermagem consistem em aconselhar a mulher a dormir com mais almofadas, a manter uma boa postura, a evitar comer em excesso, a parar ou diminuir o consumo de tabaco, a limitar a atividade antes de se tornar dispénica, a diminuir a ansiedade concentrando-se na lentidão. O médico deve ser notificado imediatamente. [101]

O inchaço das mãos e dos pés é comum nas últimas fases da gravidez. É sempre importante uma ingestão adequada de líquidos. Melhorar a circulação nas pernas e nos pés, elevando-os sempre que possível. Deite-se numa cama ou no chão e levante as pernas na parede, mantendo os joelhos dobrados. [102]

As cãibras musculares são contracções musculares espasmódicas dolorosas nas pernas. Podem ocorrer em qualquer altura durante a gravidez, mas mais geralmente nos últimos meses de gravidez. Assim, a mulher deve ser informada sobre a aplicação de uma botija de água quente, o movimento suave das pernas (massagem) durante um banho quente melhora a circulação e remove os resíduos do músculo, eleva o pé da cama cerca de 25 cm, na posição sentada, e as mulheres podem ser aconselhadas a manter o joelho direito e a esticar o músculo da barriga da perna puxando o pé para cima (dorsiflexão). [98]

A insónia é uma dificuldade em dormir à noite. Pode ocorrer no 3rd trimestre da gravidez. A enfermeira deve encorajar a grávida a tomar uma bebida quente ou um banho quente ao deitar, uma massagem nas costas com uma loção calmante promove o relaxamento, as técnicas de relaxamento aprendidas nas aulas de parentalidade são benéficas agora, deitar-se de lado e usar pequenas almofadas ou toalhas enroladas para apoiar o abdómen pesado e a parte superior da perna permite normalmente um maior relaxamento muscular, os períodos de repouso e de sono durante o dia são importantes para compensar a perda de sono durante a noite, falar sobre os medos comuns da gravidez aliviará as ansiedades, a escuta sensível, a explicação e a tranquilização podem ser úteis, encorajar as mulheres grávidas a pensar nos aspectos positivos do bebé e de ter uma família pode aliviar a depressão devida às alterações hormonais no final da gravidez. [99]

O síndroma hipertensivo supino (síndroma da veia cava) consiste em tonturas e sensação de desmaio durante a parte final da gravidez. A hipotensão supina é causada pela pressão do útero gravídico sobre a veia cava ascendente quando a mulher está em posição supina, o que diminui o retorno do sangue. Os sintomas incluem náuseas, frio e sensação de desmaio e hipotensão (diminuição da pressão arterial). As intervenções de enfermagem consistem em aconselhar a doente a levantar-se lentamente e a utilizar a posição deitada de lado, de preferência do lado esquerdo. [102]

O síndroma do túnel cárpico é uma sensação de dormência e formigueiro nos dedos e nas mãos de manhã ou a qualquer hora do dia e pode ser gerido explicando às grávidas que este síndroma se resolve espontaneamente após o parto e que elevar as mãos sobre uma almofada enquanto dormem ou usar uma tala durante o sono pode ajudar a aliviar os sintomas. [99]

Expectativas das mulheres grávidas

As expectativas são mais do que uma simples antecipação das consequências. Neste sentido, surge uma série de constrangimentos que concentram o seu interesse nas funções das expectativas como forma de alcançar a satisfação/)[103]

As expectativas da mulher são a primeira impressão e a receção inicial que influenciam a forma como ela pode cumprir as instruções dadas durante a gravidez. Além disso, se a mulher for tratada com uma verdadeira preocupação como indivíduo, estará mais inclinada a seguir as instruções. Se a mulher for tratada à pressa, com pouca preocupação pela sua individualidade, poderá decidir não voltar. Um ambiente cordial e respeitoso em que a cliente se sinta como uma pessoa é uma necessidade para cada visita. É essencial para permitir a prestação de cuidados centrados no paciente, para satisfazer as necessidades dos clientes e para gerir expectativas inadequadas, se necessário. [104]

A perceção dos cuidados é influenciada pelas expectativas dos clientes que utilizam os cuidados e pela natureza real dos cuidados prestados. Esta reflecte a diferença entre o serviço esperado e a experiência do serviço, do ponto de vista do cliente. Pode ser determinada pela interação entre as suas expectativas (crenças sobre os cuidados de saúde) e as caraterísticas dos cuidados de saúde que recebem. Estas caraterísticas incluem dimensões como os cuidados do prestador, os cuidados personalizados, o interesse do pessoal, as caraterísticas do sistema, a natureza das instalações de cuidados de saúde e a qualidade dos cuidados raros [105].

O conhecimento das expectativas dos clientes relativamente aos cuidados que lhes são prestados é um aspeto potencialmente importante do desenvolvimento de políticas e da satisfação com os cuidados recebidos. Por exemplo, se os prestadores de cuidados de saúde estiverem cientes das expectativas dos seus pacientes em relação aos cuidados, podem planear abordá-las atempadamente para melhor satisfazer as necessidades dos pacientes e, por sua vez, aumentar a satisfação dos mesmos. Os autores de maio afirmam que, se os prestadores de cuidados de saúde conseguirem ter em consideração as expectativas das mulheres, terão uma mulher grávida satisfeita. Também as ajuda a ganhar confiança para serem mães fortes, que prestarão cuidados carinhosos aos seus bebés, criando assim potencialmente famílias mais fortes. [106-109]

As expectativas da mulher grávida incluem o que se supõe, o que se deseja, o que se deseja e o que se espera. Na palavra "esperado", é possível perceber a necessidade e o potencial de insatisfação se essa expetativa não for, ou deixar de ser, satisfeita. Por outras palavras, os clientes podem ficar inicialmente impressionados porque um serviço foi além das suas expectativas. No entanto, este pode tornar-se uma necessidade e ser solicitado. Existe o desafio permanente de tentar alcançar a excelência no serviço ao cliente, excedendo as suas expectativas. É muito importante esclarecer que as expectativas e a satisfação das mulheres não são a mesma coisa.[105]

A satisfação do cliente é definida como "uma avaliação múltipla de aspectos distintos dos cuidados de saúde que são determinados, de certa forma, pelas expectativas, atitudes e processos de comparação dos indivíduos". Representa, em geral, a avaliação global que o cliente faz de todos os profissionais de saúde que prestaram os cuidados, da estrutura, do processo e do resultado dos seus cuidados. Embora numerosos factores afectem a satisfação do cliente, incluindo o financiamento e a organização dos cuidados, o tempo de espera, o estado de saúde e as expectativas do próprio paciente, o prestador de cuidados continua a ser um elemento-chave na satisfação do cliente. De facto, está demonstrado que o comportamento prático, como a educação para a saúde, a realização de um exame físico e as competências interactivas, afecta a satisfação dos doentes. [110]

Foi demonstrado que a satisfação dos utentes pode servir de indicador da utilização dos serviços de saúde, da continuidade dos cuidados e da adesão global dos utentes. Também foi sugerido que os clientes podem ficar mais satisfeitos com os serviços de saúde prestados que correspondem às suas expectativas. Se o prestador de cuidados de saúde não atuar de uma forma que corresponda às expectativas do cliente, isso refletir-se-á negativamente na satisfação do cliente [111]. [ ]

No entanto, existe uma aceitação geral da satisfação das mulheres como uma construção multidimensional que inclui as percepções e atitudes dos doentes em relação aos cuidados de saúde. A satisfação das mulheres com os cuidados de saúde é influenciada pelas suas expectativas relativamente ao tipo, conteúdo e qualidade dos cuidados recebidos/)[112]

A satisfação das mulheres com os cuidados recebidos é o grau em que as expectativas, os objectivos e as preferências desejadas da paciente são satisfeitas pelo prestador de cuidados de saúde e/ou pelo serviço. A satisfação e a insatisfação indicam a opinião das pacientes sobre os pontos fortes e fracos, respetivamente, do serviço. Além disso, a perceção das mulheres em relação aos cuidados de saúde determina muitas vezes a sua vontade de cumprir e continuar com o serviço. Alguns estudos relataram a satisfação das mulheres com os cuidados pré-natais; especificamente, elas estavam satisfeitas com os cuidados recebidos, a relação interpessoal e as infra-estruturas dos serviços. [113-115]

A realização de actividades de satisfação das clientes pode ajudar a identificar oportunidades de melhoria dos serviços, a identificar o que as clientes querem e não o que as mulheres grávidas ou o pessoal pensam que elas querem, e a fornecer feedback sobre os cuidados que receberam, o prestador de cuidados, os cuidados personalizados, o interesse do pessoal e a organização do sistema. saber o que as clientes querem; compreender as expectativas das clientes; conceber serviços para satisfazer as necessidades das clientes; definir padrões de serviço; definir indicadores de medição do desempenho; capacitar o pessoal para satisfazer as necessidades das clientes; e comunicar os padrões de serviço e de qualidade às clientes. [116]

A satisfação dos utentes com os cuidados de saúde que recebem é um resultado de saúde importante. No entanto, a relação entre a satisfação e a qualidade dos cuidados recebidos é complexa e afetada pelas caraterísticas do cliente, do prestador e do sistema. Os clientes com expectativas inadequadamente elevadas podem estar insatisfeitos com cuidados óptimos e os clientes com expectativas inadequadamente baixas podem estar satisfeitos com cuidados deficientes e raros[117] .

Além disso, uma componente fundamental de um serviço de qualidade é a medição da satisfação do cliente. As lacunas que podem existir entre o desempenho e as necessidades e expectativas do cliente podem ser identificadas: Avaliar a qualidade e a eficácia dos serviços de saúde. A avaliação da qualidade e da eficácia dos serviços de saúde pode ser efectuada através da determinação da relevância e da importância dos serviços, da definição de padrões de serviço através da obtenção de feedback dos clientes, do fornecimento de feedback aos enfermeiros, da identificação de oportunidades para novos serviços e para o ajustamento dos serviços, o que pode significar a continuação, a interrupção, o realinhamento ou a transferência de serviços. A avaliação dos serviços pode melhorar a qualidade dos serviços através da otimização da afetação e utilização de recursos para equilibrar as expectativas dos clientes com os mandatos do departamento e os recursos disponíveis (pessoas, dinheiro e tempo). [118]

Importância da medição das expectativas e da satisfação das mulheres:

A própria gravidez tem um impacto físico e emocional substancial. Por estas razões, a avaliação das expectativas e da satisfação das mulheres relativamente às suas percepções dos CPN tem implicações importantes para a saúde e o bem-estar da mãe e do feto. É igualmente importante para os prestadores de cuidados de saúde oferecerem às mulheres grávidas a melhor preparação para a maternidade/[3, 119]

O processo que inclui a avaliação dos cuidados por parte dos clientes está a crescer. No entanto, a medição da satisfação dos utentes é eficaz e é considerada uma oportunidade para os utentes exprimirem as suas opiniões sobre os cuidados que recebem, uma vez que a participação dos utentes está cada vez mais associada a melhorias na qualidade dos cuidados de saúde e a melhores resultados em termos de saúde. A satisfação com o ANC é alcançada quando a perceção das mulheres sobre a qualidade dos cuidados e serviços que recebem no contexto dos cuidados de parto é positiva, satisfatória e vai ao encontro das suas expectativas. [120]

É importante avaliar a expetativa e a satisfação das gestantes com o pré-natal, pois os resultados da insatisfação com o pré-natal podem ser desastrosos, fazendo com que a paciente abandone o tratamento ou diminua a frequência ao serviço de saúde. Assim, a prestação de cuidados de saúde pode tornar-se menos eficiente e piorar os resultados do parto. [121]

A satisfação das mulheres grávidas fornece um feedback para a avaliação dos cuidados de enfermagem e para a determinação da qualidade dos serviços de enfermagem. Por conseguinte, é importante que os prestadores de cuidados de saúde obtenham o feedback das mulheres relativamente à satisfação com os serviços de saúde familiar para descrever os serviços de saúde na perspetiva da mulher. Isto pode ser feito através da avaliação do processo de cuidados, da identificação de áreas problemáticas e de possíveis soluções, bem como da avaliação dos cuidados recebidos. [122, 123]

Além disso, o feedback do cliente é útil para melhorar a prestação de serviços de saúde. Atualmente, estas expectativas não são bem compreendidas e baseiam-se principalmente em suposições dos prestadores. Por este motivo, a avaliação deve ser efectuada periodicamente/)[124]

As expectativas são formadas antes da consulta pré-natal, enquanto a satisfação é determinada pelas percepções formadas durante e após a consulta pré-natal. A satisfação é uma função das expectativas satisfeitas e não satisfeitas. As utentes podem, no entanto, declarar um elevado nível de satisfação apesar de terem muitas expectativas não satisfeitas. [125]

A satisfação do cliente tem sido cada vez mais focada nos estudos de investigação, principalmente porque o sector dos cuidados de saúde é considerado um sector competitivo em que a satisfação dos consumidores é muito importante. O nível de satisfação em relação à qualidade dos cuidados de enfermagem tem uma influência substancial no nível de satisfação com todo o contexto dos cuidados de saúde, porque os enfermeiros são os profissionais de saúde com quem os clientes lidam mais frequentemente do que com outros. [126]

A satisfação do cliente é o resultado de uma reação cognitiva avaliativa, juntamente com os sentimentos associados aos cuidados efetivamente recebidos e aos cuidados esperados[127]. Para além desta avaliação cognitiva, as variáveis demográficas, como o sexo, o estado de saúde percebido, a idade e o nível de escolaridade, também podem afetar o nível de satisfação dos clientes, sendo que os clientes do sexo masculino, mais saudáveis, mais velhos e com menos escolaridade estão mais satisfeitos. [128]

No entanto, a satisfação do cliente tem sido referida como estando positivamente associada à qualidade dos cuidados. De facto, a satisfação do cliente é considerada um dos indicadores mais importantes da qualidade dos cuidados de enfermagem. [129]

A comparação entre as expectativas das mulheres grávidas e os cuidados efetivamente prestados é importante por várias razões. Em primeiro lugar, as utentes satisfeitas têm mais probabilidades de manter uma relação consistente com um determinado prestador. Em segundo lugar, ao identificar as fontes de insatisfação dos utentes, uma organização pode corrigir os pontos fracos do sistema, melhorando assim a sua gestão dos riscos. Em terceiro lugar, os doentes satisfeitos têm mais probabilidades de seguir regimes médicos e planos de tratamento específicos. Por último, a medição da satisfação do cliente acrescenta informações importantes sobre o desempenho do sistema, contribuindo assim para a gestão da qualidade total da organização[16] . Além disso, o feedback dos utentes é útil para melhorar a prestação de serviços de saúde, pelo que devem ser efectuadas avaliações periódicas. [17]

Os estudos egípcios disponíveis não avaliaram as expectativas ou a satisfação das mulheres com os cuidados efetivamente prestados e a sua perceção dos diferentes aspectos da qualidade dos cuidados no que se refere aos diferentes componentes dos CPN. [130]Assim, este estudo tem por objetivo identificar os cuidados reais e os cuidados esperados recebidos durante a consulta inicial de cuidados pré-natais.

3. MATERIAIS E MÉTODO

Conceção da investigação

Trata-se de um projeto de investigação exploratória e descritiva.

MATERIAIS

Definição

Este estudo foi realizado em 9 centros de saúde familiar selecionados aleatoriamente, filiados no Ministério da Saúde da cidade de Etay Al Baroud, representando aproximadamente 25% do número total (35) de centros de saúde familiar nos dois distritos da cidade (5 centros de saúde familiar na zona leste e 4 centros de saúde familiar na zona oeste).

Temas

Foi incluída neste estudo uma amostra de conveniência de 200 mulheres grávidas que frequentavam os centros de saúde familiar anteriormente referidos, de acordo com os seguintes critérios de inclusão -

- A gravidez foi normal.
- Sem qualquer doença médica.
- Durante a primeira consulta, independentemente da duração da gravidez.
- Concordou em participar no estudo.

Instrumentos utilizados para a recolha de dados (Anexo I):

Foram utilizados três instrumentos para recolher os dados necessários.

Instrumento I: Programa de entrevista estruturado sociodemográfico e de história reprodutiva:

Esta ferramenta foi desenvolvida pelo investigador e inclui duas partes principais:

Primeira parte: Ficha de avaliação das caraterísticas sócio-demográficas:

As caraterísticas sócio-demográficas das grávidas foram avaliadas pelo investigador. Os dados recolhidos incluem: idade, habilitações literárias, estado civil, profissão e rendimentos.

Segunda parte*: Ficha de avaliação das caraterísticas reprodutivas:*

Tais como: gravidade, paridade, número de abortos e de filhos vivos, duração da gravidez atual.

Instrumento II: questionário estruturado sobre as expectativas das mulheres grávidas em relação aos serviços de cuidados pré-natais:

Foi originalmente desenvolvido por Omar (2001) para medir as expectativas das mulheres grávidas. Foi adaptado pelo investigador para se adequar à cultura egípcia. [105]O instrumento é composto por 54 afirmações que se dividem em cinco categorias:

Categoria 1: Serviços de cuidados pré-natais iniciais completos (32 afirmações)

- Antecedentes clínicos; (5 afirmações) relacionados com os antecedentes menstruais, médicos, familiares, cirúrgicos e qualquer aborto anterior.

- Exame geral (7 afirmações) relacionado com o peso, o comprimento, a tensão arterial e a pulsação, o exame das pernas, dos olhos e dos seios.

- Exame abdominal (2 afirmações) relacionado com a medição da altura do útero e o controlo do som do coração do feto.

- Investigação laboratorial (4 afirmações) relacionada com a análise da albumina na urina, análise de açúcar na urina, teste RH e teste HG.

- A educação para a saúde (14 afirmações) dizia respeito à informação nutricional, à ingestão de ferro e como tomá-lo, à manutenção da higiene pessoal, à importância dos cuidados dentários, à informação sobre relaxamento e ventilação, ao vestuário adequado, à importância dos hábitos intestinais e de eliminação, à importância dos cuidados com as mamas, à importância da vacinação, aos sinais de perigo durante a gravidez, às coisas graves proibidas durante a gravidez, à gravidade da hipertensão arterial, às alterações físicas durante a gravidez e como se adaptar e à importância do acompanhamento regular durante a gravidez.

Categoria 2: Prestador de cuidados: (5 afirmações) relacionadas com: o prestador de cuidados leva o problema a sério, trata-o com exatidão, tenta não perder tempo, faz perguntas sem embaraço e responde às perguntas de uma forma fácil e compreensível.

Categoria 3: Cuidados personalizados (4 afirmações) relacionados com o facto de o prestador de cuidados ser gentil durante o exame, ouvir os problemas do cliente, encaminhar o cliente, se necessário, e sentir o seu cliente tanto mental como fisicamente.

Categoria 4: Interesse do pessoal (6 afirmações) relacionadas com: o pessoal manifesta preocupação com a situação pessoal da cliente em geral, lida com todos os problemas médicos, o interesse e a preocupação que o pessoal demonstrou pela cliente, o tempo que o pessoal passa a falar sobre assuntos de interesse é conveniente, o pessoal trata as clientes com gentileza e o tempo que o pessoal passa com a cliente apesar de ela não ter problemas com a gravidez atual.

Categoria 5: Caraterísticas do sistema (7 itens) relacionadas com: o tempo de espera para ver o prestador de cuidados, o tempo total passado no centro, a flexibilidade para alterar a data da visita, a organização do exame e da espera, as visitas programadas adequadas e a realização de todos os exames necessários.

Esta escala era originalmente uma escala do tipo Likert de 6 pontos; foi modificada pelo investigador para uma escala do tipo Likert de 3 pontos: discordo (1), neutro/indeciso (2) e concordo (3). A pontuação total da expetativa variava entre 54 e 162; nível baixo de expetativa (90<), nível moderado de expetativa (90 - 126) e nível alto de expetativa (> 127).

Instrumento III: Roteiro de entrevista estruturada *sobre os cuidados pré-natais prestados*: este instrumento foi utilizado para medir os cuidados prestados nos centros de saúde familiar. Contém os mesmos itens que o instrumento II: a resposta do sujeito para cada item variou entre discordar (1), neutro/indeciso (2) e concordar (3). O escore total de satisfação variou entre (54 e 162), insatisfatório (90-<), razoavelmente satisfeito (90 - 126), Satisfatório > 127.

MÉTODO

O estudo foi efectuado de acordo com as seguintes etapas:

1. Foi obtida a aprovação do comité de ética da Faculdade de Enfermagem da Universidade de Alexandria.

2. Foi enviada uma carta oficial da Faculdade de Enfermagem da Universidade de Alexandria à autoridade responsável dos Centros de Saúde Familiar para obter autorização para a recolha de dados, depois de explicado o objetivo do estudo.

3. O instrumento um foi desenvolvido pelo investigador após uma extensa revisão da literatura relevante e recente. Os instrumentos II e III foram adaptados e modificados pelo investigador. A validade do conteúdo dos instrumentos foi testada por um júri de cinco peritos no domínio em causa. A fiabilidade dos instrumentos foi verificada pelo Alfa de Cronbach (0,08).

4. Foi efectuado um estudo-piloto com 20 mulheres grávidas (que foram excluídas da amostra)

    Os objectivos do estudo-piloto eram os *seguintes*

    • Verificar a pertinência, a clareza e a aplicabilidade dos instrumentos
    • Detetar qualquer problema específico das declarações em termos de sequência e clareza que possa
    interferir com o processo de recolha de dados.

Resultados do estudo-piloto:

Após a realização do estudo-piloto, verificou-se que as frases dos instrumentos eram claras e pertinentes; no entanto, algumas palavras tinham sido modificadas. A resposta do sujeito ao instrumento III foi modificada para (discordo e concordo) em vez de (discordo, neutro e concordo) devido à ambiguidade da resposta a este item.

5. Recolha de dados:

    • Os dados foram recolhidos durante um período de 4 meses a partir do início de outubro de 2012 até ao final de janeiro de 2013.

- Os dados foram recolhidos através de um guião de entrevista, que foi realizado individualmente pelo investigador.

- Cada sujeito do estudo foi entrevistado antes do início da sua visita utilizando o instrumento

  II e depois as mesmas perguntas foram-lhe repetidas no final da mesma visita, utilizando o instrumento III.

- O tempo total consumido em cada entrevista (antes e depois da visita) foi de entre 20 e 30 minutos, consoante o grau de compreensão e de resposta do entrevistado.

- O número de entrevistados por dia variava entre 2 e 3 grávidas, 4 dias por semana.

- O instrumento II foi utilizado antes de receber os cuidados efectivos durante a primeira consulta pré-natal

  enquanto o instrumento III foi utilizado após o fim da primeira consulta pré-natal.

6. Foi efectuada uma análise estatística. Os dados em bruto foram codificados e transformados em folhas de codificação. Os resultados foram verificados. Em seguida, os dados foram introduzidos em ficheiros do sistema SPSS (pacote SPSS versão 18) utilizando um computador pessoal. Os rascunhos de saída foram verificados em relação aos dados codificados revistos para detetar erros de digitação e ortográficos. Por fim, procedeu-se à análise e interpretação dos dados.

Foram utilizadas as seguintes medidas estatísticas:

- Foram utilizadas estatísticas descritivas, incluindo a frequência, a distribuição, a média, a média aparada, a mediana, o desvio-padrão e o intervalo interquartil para descrever as diferentes caraterísticas.

- O teste de Kolmogorov - Smirnov foi utilizado para examinar a normalidade da distribuição dos dados.

- Análises univariadas incluindo: O teste de Wilcoxon foi utilizado para testar a significância dos resultados das variáveis quantitativas. O teste do qui-quadrado, o teste de Monte Carlo, o teste de McNemar e o teste Z foram utilizados para testar a significância dos resultados.

- Comparação entre as expectativas das grávidas e os cuidados efetivamente recebidos

  durante a primeira consulta pré-natal para identificar a diferença entre elas

- A significância dos resultados foi ao nível de 5% de significância.

7. Considerações éticas:

Para cada sujeito recrutado, foram consideradas as seguintes questões: obter o consentimento informado do sujeito, manter a sua privacidade e o direito de se retirar a qualquer momento, bem como assegurar a confidencialidade dos seus dados.

4. RESULTADOS

Os resultados deste estudo são apresentados nas rubricas seguintes:

1. Dados sócio-demográficos (quadro III).

2. Historial reprodutivo (quadro IV).

3. Distribuição da amostra do estudo de acordo com as suas expectativas e os cuidados que lhes foram efetivamente prestados durante a primeira consulta pré-natal (figuras 1 e 2).

4. Comparação entre a pontuação total média das expectativas das mulheres grávidas e os cuidados que lhes foram efetivamente prestados, de acordo com as categorias dos serviços de cuidados pré-natais durante os cuidados pré-natais iniciais (figura 3 e tabela V).

5. Comparação entre a pontuação total das expectativas das grávidas e os cuidados efetivamente prestados durante a consulta pré-natal inicial (quadro VI).

6. Relação entre o escore total das expectativas da gestante e o atendimento efetivamente prestado na consulta inicial de pré-natal com as caraterísticas sociodemográficas e a história reprodutiva da gestante (tabelas VII, VIII, IX, X)

Tabela (III): Distribuição da amostra de grávidas estudada de acordo com as suas caraterísticas sócio-demográficas.

Socio-demographic characteristics	(n=200)	
	No.	%
Age (years)		
15-	95	47.5
25-	98	49.0
35-<45	7	3.5
Mean±SD	25.3±4.5	
Education		
Literate/read and write	38	19.0
Basic education	27	13.5
Secondary school	106	53.0
University graduate	29	14.5
Occupation		
Housewife	176	88.0
Working	24	12.0
Employee	**N=24**	
	17	70.8
Worker	3	12.5
Others	4	16.7
Marital Status		
Married	199	99.5
Divorced	1	0.5
Residence		
Rural	181	90.5
Urban	19	9.5
Family type		
Nuclear	101	50.5
Extended	99	49.5
Monthly household income		
More than enough	45	22.5
Barely enough	125	62.5
Not enough	30	15.0

A tabela (III) representa a distribuição da amostra estudada de acordo com as suas caraterísticas sociodemográficas. A tabela mostra que a idade média da amostra estudada era de 25,3±4,5 anos. Mais de metade (53%) tinha o nível secundário de ensino, enquanto 19%, 13,5% e 14,5%, respetivamente, eram alfabetizados, tinham o ensino básico ou eram licenciados. As grandes maiorias (88% e 90,5%, respetivamente) dos da amostra eram donas de casa e viviam em zonas rurais; enquanto 12% e 9,5%, respetivamente, trabalhavam e viviam em zonas urbanas.

O resultado deste estudo revelou ainda que a quase totalidade (99,5%) da amostra estudada era casada e apenas 0,5% era divorciada. Relativamente ao tipo de família, 50,5% da amostra estudada tinha famílias nucleares e a outra metade (49,5%) tinha famílias alargadas. Relativamente ao rendimento mensal do agregado familiar, observou-se que mais de três quintos (62,5%) da amostra estudada tinham um rendimento quase insuficiente, enquanto apenas 15% mencionaram que o rendimento não era suficiente.

Tabela (IV): Distribuição da amostra estudada de acordo com a história reprodutiva.

Reproductive history	(n=200)	
	No.	%
Number of pregnancies		
One	102	51.0
Two	52	26.0
Three or more	46	23.0
Number of deliveries		
None	108	54.0
One	58	29.0
Two or more	34	17.0
Number of abortions		
None	177	88.5
One	18	9.0
Two or more	5	2.5
Number of living children		
None	108	54.0
One	58	29.0
Two or more	34	17.0
Gender of living children [n=92]		
Male	37	40.2
Female	29	31.5
Both	26	28.3
Type of deliveries	N = 92	
Normal vaginal delivery	45	48.9
Caesarean section	44	47.8
Assisted vaginal delivery	3	3.2
Duration of pregnancy (weeks)		
First trimester(1-12 weeks)	35	17.5
Second trimester (13-28 weeks)	154	77.0
Third trimester (29- 40 weeks)	11	5.5
Min-Max	5-34	
Mean±SD	19.7±6.3	
Cause of the current visit to the center		
Routine visit	83	41.5
Health problem	11	5.5
Tetanus vaccination	106	53.0

A tabela (IV) ilustra a distribuição das grávidas estudadas de acordo com a sua história reprodutiva. No que diz respeito ao número de gravidezes e partos, pouco mais de metade (51% e 54%, respetivamente) da amostra estudada era primigesta ou nulípara, e mais de um quarto (26% e 29%, respetivamente) era multigesta e primípara. A maioria (88,5%) da amostra estudada não teve nenhum aborto, enquanto apenas 9% e 2,5%, respetivamente, tiveram um, dois ou mais abortos. Mais de metade (54%) da amostra estudada não tinha filhos vivos, 29% tinha um filho vivo e 17% tinha dois ou mais filhos vivos. Além disso, 31,5% dos filhos vivos eram do sexo feminino, 18,5% do sexo masculino e 17,0% do sexo masculino e feminino.

Além disso, os tipos de parto foram 48,9%, 47,8% e 3,2%, respetivamente, parto vaginal normal, cesariana e parto vaginal assistido. Relativamente à duração da gravidez, 17,5% da amostra estudada encontrava-se no primeiro trimestre, 77,5% no 2nd trimestre e apenas 5,5% no 3rd trimestre, sendo a duração média da gravidez de 19,7±6,3 semanas. Considerando o motivo da atual visita das mulheres grávidas ao centro de saúde, verificou-se que mais de metade (53%) visita o centro para tomar a vacina contra o tétano, 41,5% delas estavam na sua consulta pré-natal de rotina, enquanto apenas 5,5% visitam o centro porque têm problemas de saúde.

Figura 1: Distribuição da amostra estudada de acordo com o escore total de expectativas durante a consulta inicial de pré-natal.

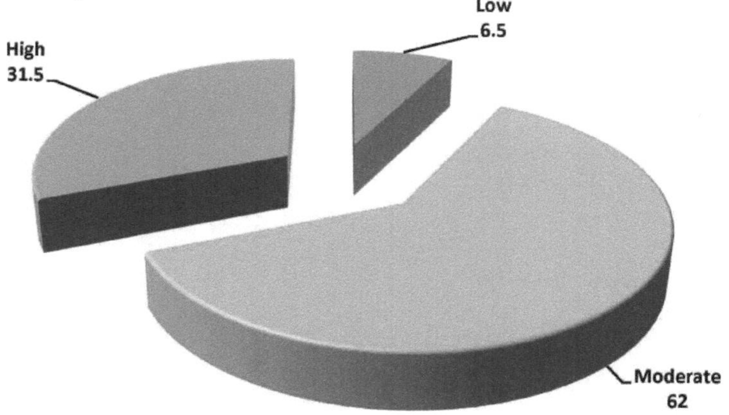

Esta figura mostra que cerca de dois terços (62%) da amostra estudada tinham um nível moderado de expectativas, em comparação com cerca de um terço (31,5%) que tinham um nível elevado de expectativas e apenas 6,5% que tinham um nível baixo de expectativas.

Figura (2): Distribuição da amostra estudada de acordo com o escore total de cuidados reais prestados a elas durante a consulta inicial de pré-natal.

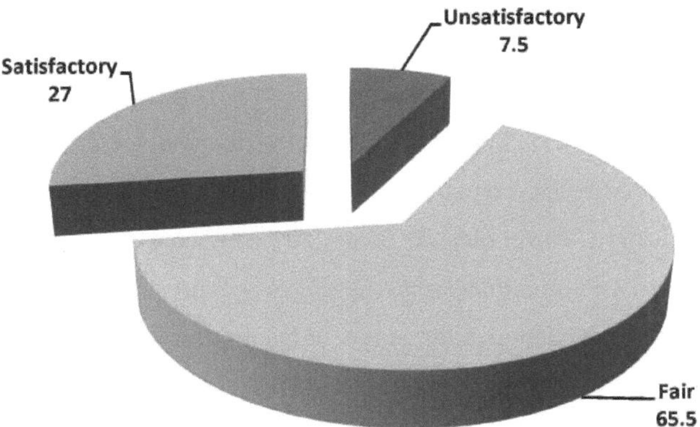

Este valor mostra que quase dois terços (65,5%) da amostra estudada revelaram uma satisfação razoável, em comparação com mais de um terço (27%) que estavam satisfeitos com os cuidados efetivamente recebidos e apenas 7,5% que estavam insatisfeitos com os cuidados efetivamente recebidos.

Figura (3): Comparação entre a pontuação média das expectativas das grávidas e os cuidados efetivamente prestados durante a primeira consulta pré-natal.

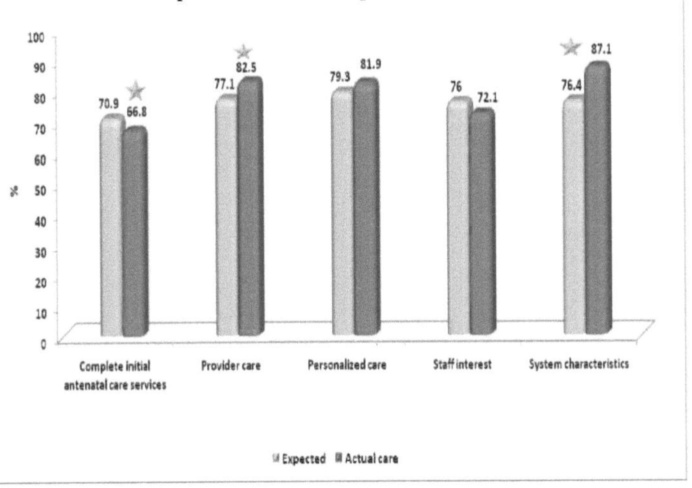

A figura (3) mostra uma comparação entre a pontuação total média das expectativas das grávidas e os cuidados efetivamente prestados durante a consulta pré-natal inicial. A pontuação total média das expectativas das grávidas em relação aos cuidados efetivamente prestados durante a consulta pré-natal inicial completa foi de 70,9±15,1 e 66,8±13,2, respetivamente. Foi observada uma diferença estatisticamente significativa a favor das expectativas das mulheres (P=0,003).

Relativamente aos cuidados prestados pelo prestador de cuidados, a pontuação média das expectativas das grávidas em relação aos cuidados efetivamente prestados foi de 77,1±17,0 e 82,5±19, respetivamente, tendo sido encontrada uma associação altamente significativa entre eles a favor dos cuidados efetivamente prestados (P<0,0001). Além disso, a pontuação média das expectativas das grávidas em relação aos cuidados efetivamente prestados sobre cuidados personalizados e interesse do pessoal foi de 79,3±16,9 e 81,9±16,3, respetivamente, e 76,0±18,7 e 72,1±21,5, respetivamente, não tendo sido encontrada uma associação significativa P=0,389 e P=0,098, respetivamente. Esta figura também mostra que a pontuação média das expectativas das grávidas em relação aos cuidados efetivamente prestados sobre as caraterísticas do sistema foi de 76,4±17,9 e 87,1±14,9, respetivamente, e uma associação altamente

foi encontrada associação significativa entre eles em favor dos cuidados efetivamente prestados (P<0,0001).

Tabela (V): **Comparação entre a média da pontuação total das expectativas das gestantes e os cuidados efetivamente prestados, de acordo com os itens dos cuidados pré-natais durante os cuidados pré-natais iniciais.**

Items of initial antenatal care	Score (%)		Test of significance
	Expectations of women	**Actual care provided**	
Clinical history			
Min-Max	33.3-100.0	33.3-100.0	Z=1.377
Mean±SD	74.9±17.9	76.9±18.7	P=0.168
General examination			
Min-Max	20.0-60.0	20.0-60.0	**Z=8.216**
Mean±SD	42.7±9.3	35.6±8.4	**P<0.0001***
Examination of the abdomen			
Min-Max	33.3-100.0	33.3-100.0	**Z=3.232**
Mean±SD	56.7±23.8	53.8±29.3	**P=0.001***
Laboratory investigation			
Min-Max	33.3-100.0	33.3-100.0	Z=1.929
Mean±SD	85.3±18.3	88.3±17.7	P=0.054
Health education			
Min-Max	33.3-100.0	33.3-100.0	**Z=2.502**
Mean±SD	67.3±21.5	62.6±17.7	**P=0.012***

Z: Wilcoxon signed ranks test   *significant at P≤0.05

A tabela (V) apresenta uma comparação entre a pontuação total média das expectativas das grávidas e os cuidados efetivamente prestados de acordo com os itens dos cuidados pré-natais durante os serviços de cuidados pré-natais iniciais. A pontuação total média percentual das expectativas das grávidas em relação aos cuidados efetivamente prestados relativamente à história clínica e aos exames laboratoriais 58

Os valores da investigação foram 74,9±17,9 e 76,9±18,7, respetivamente, e 85,3±18,3 e 88,3±17,7, respetivamente, não tendo sido encontrada uma associação significativa com P=0,168 e P=0,054, respetivamente.

No que diz respeito ao exame geral e abdominal, a pontuação total média percentual das expectativas das grávidas em relação aos cuidados efetivamente prestados foi de 42,7±9,5 e 35,6±8,4, respetivamente, e 56,7±23,8 e 53,8±29,3, respetivamente, tendo sido encontrada uma associação altamente significativa entre eles a favor das suas expectativas (P<0,0001 e P=0,001, respetivamente). Quanto à educação para a saúde, a pontuação total média das expectativas das grávidas em relação aos cuidados efetivamente prestados foi de 67,3±21,5 e 62,6±17,7, respetivamente, tendo sido encontrada uma associação significativa a favor das suas expectativas (P=0,012).

Tabela (VI): Comparação entre a pontuação total das expectativas das grávidas e os cuidados que lhes foram efetivamente prestados na consulta pré-natal inicial.

Actual care provided during initial ANC visit	Women's expectationsduring initial ANC visit						Test of significance
	Low (n=13)		Moderate (n=124)		High (n=63)		
	No.	%	No.	%	No.	%	
Unsatisfactory	4	30.8	8	6.5	3	4.8	
Fair	8	61.5	87	70.2	36	57.1	^{MC}P=0.002*
Satisfactory	1	7.7	29	23.4	24	38.1	

^{MC}P: McNemar test   *significant at P≤0.05

O quadro (VI) mostra a comparação entre a pontuação total das expectativas das mulheres grávidas e os cuidados que lhes foram efetivamente prestados durante a consulta pré-natal inicial. A tabela mostra que 30,8% e 61,5% das mulheres que tinham um nível baixo de expectativas estavam efetivamente insatisfeitas ou bastante satisfeitas com os cuidados recebidos, respetivamente. Por outro lado, o nível moderado de expectativas em relação à consulta pré-natal inicial v encontra-se entre 70,2% e 23,4%, respetivamente, das mulheres que receberam cuidados razoáveis ou satisfatórios durante a consulta inicial de CPN.

Finalmente, 57,1% e 38,1%, respetivamente, das mulheres grávidas que tinham um elevado nível de expectativas tiveram efetivamente cuidados razoáveis ou satisfatórios durante as consultas iniciais de ANC. Existe uma associação altamente significativa entre as expectativas das mulheres grávidas e os cuidados efetivamente prestados durante a consulta inicial de cuidados pré-natais (^{MC} P=0,002).

Tabela (VII): Relação entre a pontuação total das expectativas das grávidas durante a consulta pré-natal inicial e as suas caraterísticas sócio-demográficas

Socio-demographic characteristics	Expectations of women						Test of significance
	Low (n=13)		Moderate (n=124)		High (n=63)		
	No.	%	No.	%	No.	%	
Age (years)							
15-	5	38.5	56	45.2	34	54.0	^{MC}P=0.116
25-	6	46.2	64	51.6	28	44.4	
35-<45	2	15.4	4	3.2	1	1.6	
Education							
Literate/read and write	3	23.1	27	21.8	8	12.7	
Basic education	2	15.4	14	11.3	11	17.5	^{MC}P=0.41
Secondary or equivalent	6	46.2	69	55.6	31	49.2	
University graduate	2	15.4	14	11.3	13	20.6	
Occupation							
Housewife	12	92.3	112	90.3	52	82.5	^{MC}P=0.267
Working	1	7.7	12	9.7	11	17.5	
Residence							
Rural	12	92.3	111	89.5	58	92.1	^{MC}P=0.853
Urban	1	7.7	13	10.5	5	7.9	
Family type							
Nuclear	4	30.8	70	56.5	27	42.9	X^2=5.254 P=0.072
Extended	9	69.2	54	43.5	36	57.1	
Monthly household income							
More than enough	3	23.1	27	21.8	15	23.8	^{MC}P=0.997
Barely enough	8	61.5	78	62.9	39	61.9	
Not enough	2	15.4	19	15.3	9	14.3	

^{MC}P: Monte Carlo test X^2: Chi-Square test

A Tabela (VII) mostra a relação entre o escore total das expectativas das gestantes durante a consulta inicial de pré-natal e suas caraterísticas sócio-demográficas. Considerando a idade da mulher, a maior expetativa foi observada entre 54% das gestantes cuja idade variava entre 15 e menos de 25 anos, contra 46,2% das gestantes que perceberam baixo nível de expetativa, cuja idade variava entre 25 e menos de 35 anos. Enquanto, 1,6% de expectativas altas foi observado entre as gestantes cuja faixa etária variava entre 35 e 45 anos.

Em relação ao nível de escolaridade, a expetativa alta foi observada entre 49,2% das gestantes com nível médio de escolaridade, enquanto o menor percentual, 12,7%, foi observado entre as gestantes com nível superior. Além disso, a maioria (92,3%) das expectativas baixas foi observada entre as donas de casa, e o menor percentual de 7,7% de expectativas foi observado entre as gestantes trabalhadoras. Considerando a residência, 92,3% das gestantes que apresentaram baixo nível de expectativas foram observadas entre as que residiam na zona rural, enquanto apenas 7,7% das que residiam na zona urbana.

Em relação ao tipo de família, cerca de dois terços (69,2%) das gestantes que percebem baixo nível de expetativa foram observadas entre aquelas que vivem em famílias extensas, enquanto um terço (30,8%) foi encontrado entre aquelas que vivem em famílias nucleares. Por último, 61,9% das grávidas que percepcionavam um nível elevado de expectativas foram observadas entre aquelas cujo rendimento era insuficiente, e apenas 14,3% delas não tinham rendimento suficiente. Não foram observadas diferenças estatisticamente significativas entre a pontuação total das expectativas da amostra estudada durante a consulta pré-natal e as suas caraterísticas sócio-demográficas.

Tabela (VIII): Relação entre o escore total dos cuidados reais prestados às gestantes na consulta pré-natal inicial e suas caraterísticas sócio-demográficas.

Socio-demographic characteristics	Actual care provided						Significance
	Unsatisfactory (n=15)		Fair (n=131)		Satisfactory (n=54)		
	No.	%	No.	%	No.	%	
Age (years)							
15-	8	53.3	55	42.0	32	59.3	^{MC}P=0.232
25-	6	40.0	71	54.2	21	38.9	
35-<45	1	6.7	5	3.8	1	1.9	
Education							
Literate/read and write	4	26.7	27	20.6	7	13.0	
Basic education	2	13.3	18	13.7	7	13.0	^{MC}P=0.414
Secondary or equivalent	6	40.0	72	55.0	28	51.9	
University graduate	3	20.0	14	10.7	12	22.2	
Occupation							
Housewife	14	93.3	120	91.6	42	77.8	^{MC}P=0.025*
Working	1	6.7	11	8.4	12	22.2	
Residence							
Rural	15	100.0	114	87.0	52	96.3	^{MC}P=0.072
Urban	0	0.0	17	13.0	2	3.7	
Family type							
Nuclear	6	40.0	73	55.7	22	40.7	X^2=4.15 P=0.126
Extended	9	60.0	58	44.3	32	59.3	
Monthly household income							
More than enough	4	26.7	25	19.1	16	29.6	^{MC}P=0.517
Barely enough	8	53.3	85	64.9	32	59.3	
Not enough	3	20.0	21	16.0	6	11.1	

^{MC}P: Monte Carlo test X^2: Chi-Square test   *significant at P≤0.05

A Tabela (VIII) mostra a relação entre o escore total do atendimento real prestado às gestantes na consulta inicial de pré-natal e suas caraterísticas sociodemográficas. No que diz respeito à idade das mulheres, o resultado do presente estudo mostra que a maior percentagem 59,3% da amostra estudada, cuja idade variava entre os 15 e menos de 25 anos, teve um atendimento satisfatório. Por outro lado, o menor percentual de mulheres insatisfeitas foi de 6,7%, com idade entre 35 e < 45 anos.

Além disso, a percentagem mais elevada de mulheres bastante satisfeitas com os cuidados que lhes foram efetivamente prestados foi encontrada entre 55% das que tinham o ensino secundário, enquanto 51,9% das mulheres satisfeitas tinham o ensino secundário ou equivalente. Além disso, mais de três quartos (77,8%) das mulheres satisfeitas com os cuidados que lhes foram efetivamente prestados eram donas de casa, enquanto 6,7% das mulheres insatisfeitas eram donas de casa. Considerando a residência, todas as mulheres insatisfeitas com os cuidados efetivamente prestados durante a consulta inicial de cuidados pré-natais residiam em zonas rurais, em comparação com apenas 3,7% das mulheres satisfeitas que residiam em zonas rurais.

Em relação ao tipo de família, 60% das mulheres insatisfeitas vivem em famílias alargadas, em comparação com 40% das mulheres insatisfeitas que vivem em famílias nucleares. Por fim, menos de três quintos (59,3%) das mulheres satisfeitas tinham um rendimento mensal insuficiente, contra apenas 11,1% das mulheres satisfeitas que tinham um rendimento mensal insuficiente. Não houve diferença estatisticamente significativa entre a pontuação total dos cuidados efetivamente prestados às mulheres grávidas durante a consulta pré-natal inicial e as suas caraterísticas sociodemográficas, exceto a profissão da mulher (p = 0,025).

Tabela (IX): Relação entre o escore total das expectativas das gestantes durante a consulta inicial de pré-natal e sua história reprodutiva.

Reproductive history	Expectations of women						Test of significance
	low (n=13)		Moderate (n=124)		High (n=63)		
	No.	%	No.	%	No.	%	
Number of pregnancies							
One	1	7.7	56	45.2	45	71.4	^{MC}P<0.0001*
Two or more	12	92.3	68	54.8	18	28.6	
Type of deliveries	[n=12]		[n=64]		[n=16]		
Normal vaginal delivery	7	58.3	32	50.0	6	37.5	^{MC}P=0.579
Caesarean section	5	41.7	29	45.3	10	62.5	
Assisted vaginal delivery	0	0.0	3	4.7	0	0.0	
Duration of pregnancy (weeks)							
First trimester(1-12)	0	0.0	22	17.7	13	20.6	^{MC}P=0.203
Second(13-28)	11	84.6	97	78.3	46	73.0	
Third(29- 40)	2	15.4	5	4.0	4	6.4	
Cause of current visit to center							
Routine visit	1	7.7	52	41.9	30	47.6	^{MC}P=0.057
Health problem	0	0.0	7	5.6	4	6.4	
Tetanus vaccination	12	92.3	65	52.5	29	46.0	

^{MC}P: Monte Carlo test   *significant at P≤0.05

A Tabela (IX) representa a relação entre o escore total de expectativas das gestantes durante a consulta inicial de pré-natal e sua história reprodutiva. No que diz respeito ao número e à duração das gravidezes (71,4% e 73%, respetivamente) das mulheres com expectativas elevadas foram observadas entre as primigestas e no 2th trimestre, em comparação com (92,3% e 84,6%, respetivamente) das mulheres com expectativas baixas foram observadas entre as que tiveram duas ou mais gravidezes e no 3th trimestre de gravidez, tendo sido observada uma diferença altamente significativa entre o número de gravidezes e as expectativas das mulheres (^{MC} p<0,0001).

Cerca de dois quintos (37,5% e 47,6%, respetivamente) das mulheres grávidas que percepcionaram uma expetativa elevada em relação à consulta pré-natal inicial, o seu parto anterior foi normal e visitam atualmente os centros de saúde para consultas de rotina, em comparação com 41,7% e 92,3% das mulheres grávidas que percepcionaram uma expetativa baixa em relação à cesariana e visitam atualmente os centros de saúde para tomar a vacina contra o tétano.

Tabela (X): Relação entre o escore total de cuidados reais prestados à gestante na primeira consulta de pré-natal e sua história reprodutiva.

Reproductive history	Actual care provided						Test of significance
	Unsatisfactory (n=15)		Fair (n=131)		Satisfactory (n=54)		
	No.	%	No.	%	No.	%	
Number of pregnancies							$X^2=5.65$ P=0.059
One	7	46.7	60	45.8	35	64.8	
Two or more	8	53.3	71	54.2	19	35.2	
Type of deliveries	[n=8]		[n=69]		[n=15]		
Normal vaginal delivery	6	75.0	35	50.8	4	26.7	^{MC}P=0.152
Caesarean section	2	25.0	31	44.9	11	73.3	
Assisted vaginal delivery	0	0.0	3	4.3	0	0.0	
Duration of pregnancy (weeks)							
First trimester(1-12)	2	13.3	22	16.8	11	20.4	^{MC}P=0.895
Second(13-28)	12	80.0	103	78.6	39	72.2	
Third(29- 40)	1	6.7	6	4.6	4	7.4	
Cause of current visit to center							
Routine visit	5	33.3	53	40.5	25	46.3	^{MC}P=0.136
Health problem	0	0.0	11	8.4	0	0.0	
Tetanus vaccination	10	66.7	67	51.1	29	53.7	

^{MC}P: Monte Carlo test X^2: Chi-Square test

A Tabela (X) apresenta a relação entre o escore total do atendimento real prestado às gestantes na consulta pré-natal inicial e a história reprodutiva das mesmas. Em relação ao número e à duração das gestações, mais de dois terços (64,8% e 72,2%, respetivamente) das mulheres satisfeitas com o atendimento prestado foram encontradas entre as primigestas e no 2nd trimestre, contra 53,3% e 66 80%, respetivamente, de mulheres insatisfeitas foram observadas entre aquelas que tiveram duas ou mais gestações e no 2nd trimestre de gravidez.

Cerca de dois quintos (73,3% e 53,7%, respetivamente) das grávidas que ficaram satisfeitas com a consulta pré-natal inicial, o seu parto anterior foi cesariana e visitam atualmente os centros de saúde para tomar a vacina contra o tétano, em comparação com 75% e 66,7%, respetivamente, das grávidas que ficaram insatisfeitas com o parto normal e visitam atualmente os centros de saúde para tomar a vacina contra o tétano. Não se verificaram diferenças estatisticamente significativas entre os cuidados efetivamente prestados e a história reprodutiva das grávidas.

5. DISCUSSÃO

Os cuidados pré-natais (ANC) são uma estratégia fundamental para reduzir a morbilidade e a mortalidade maternas, diretamente através da deteção e do tratamento de doenças relacionadas com a gravidez, ou indiretamente através da deteção de mulheres em risco de complicações no parto e da garantia de que o parto é realizado num estabelecimento devidamente equipado. [14]

Os cuidados pré-natais adequados são um dos pilares das Iniciativas para uma Maternidade Segura, um esforço mundial lançado pela Organização Mundial de Saúde (OMS) e outras agências colaboradoras em 1987 com o objetivo de reduzir o número de mortes associadas à gravidez e ao parto. A iniciativa destaca os cuidados prestados às mulheres grávidas como um elemento importante dos cuidados de saúde maternos, na medida em que os cuidados adequados conduzem a uma gravidez bem sucedida e a bebés saudáveis. [2, 12]

A perceção dos cuidados é influenciada pelas expectativas dos utentes que os utilizam e pela natureza real dos cuidados prestados. Estimar a diferença entre o serviço esperado e a experiência do serviço, do ponto de vista do utente, é um passo importante para melhorar a qualidade dos cuidados e garantir que os serviços de saúde locais satisfazem as necessidades dos utentes. [10,13]

No presente estudo, foram investigadas as expectativas das mulheres grávidas em relação aos cuidados prestados durante a consulta pré-natal inicial. Os resultados do presente estudo indicam que apenas um terço das grávidas tinha expectativas elevadas em relação aos cuidados pré-natais recebidos (figura 1). Por outro lado, menos de um terço delas estava satisfeito com os cuidados efetivamente prestados (figura 2). Este resultado pode dever-se ao facto de a maioria das participantes no estudo ter um nível de escolaridade secundário e residir sobretudo em zonas rurais, o que pode ter afetado o seu conhecimento e perceção dos serviços de CPN.

Os resultados do presente estudo são coerentes com as conclusões de três estudos. O primeiro foi efectuado por **Oladapo et al (2008)**, que investigaram a qualidade dos serviços pré-natais ao nível dos cuidados primários no sudoeste da Nigéria. Esclareceram que as mulheres estavam insatisfeitas com os serviços de cuidados pré-natais. As razões para a insatisfação na maioria dos estudos actuais foram: longos tempos de espera, fornecimento inadequado de medicamentos e atitudes negativas dos profissionais de saúde, que frequentemente tratavam as mulheres de forma rude. [131]

A segunda é parcialmente apoiada por **Hildingsson et al (2002)**, que exploraram as expectativas das mulheres em relação aos cuidados pré-natais, avaliadas no início da gravidez, no número de consultas, na continuidade do prestador de cuidados e no conteúdo geral. Verificaram que havia um elevado nível de expectativas em relação aos CPN em termos de possibilidades de prevenção da morbilidade fetal, resultado que pode refletir preocupações com a saúde do bebé e não uma avaliação realista do potencial dos cuidados pré-natais prestados. [132]

Além disso, o terceiro é o estudo de **Mathibe (2008)** que investigou as expectativas das mulheres grávidas em relação aos cuidados pré-natais e relatou que a maioria das mulheres grávidas no seu estudo tinha um elevado nível de expectativas em relação a um direito humano básico. Parece ter sido basicamente cumprida a sua amostra estudada expectativas como a comunicação de informações, orientação, envolvimento, a compreensão e explicação de aspectos, liberdade de escolha, pontualidade, cuidados individualizados e continuidade dos cuidados. [133]

Nwaeze et al (2013) discordam deste estudo que avaliou a perceção das utentes sobre a qualidade dos cuidados pré-natais no University College Hospital (UCH), Ibadan, e determinou os níveis de satisfação das utentes. Relataram que a maioria das mulheres no seu estudo estavam satisfeitas com a qualidade dos cuidados pré-natais que receberam. As participantes também estavam dispostas a utilizar o mesmo serviço nas gravidezes seguintes. [134]Um inquérito anterior sugeriu que as mulheres podem, em geral, manifestar satisfação com a qualidade dos serviços pré-natais, apesar das inconsistências entre os cuidados recebidos e as suas expectativas em relação às instalações. [131]

As conclusões do presente estudo revelaram que existia uma associação significativa entre as expectativas da amostra estudada e a sua satisfação durante os cuidados pré-natais iniciais (quadro VI), em que as expectativas gerais mostraram que mais de um terço das mulheres com expectativas elevadas estavam satisfeitas, por outro lado, menos de um décimo das mulheres grávidas que tinham um nível baixo de expectativas estavam satisfeitas. Isto pode estar relacionado com o facto de que mais de metade da amostra estudada era constituída por mulheres primogénitas e tinha o ensino secundário, o que pode afetar as suas expectativas. Além disso, os centros de saúde familiar não forneciam programas completos de cuidados de saúde pré-natais até à data do presente estudo.

Os resultados deste estudo estão em conformidade com os de **Doaee et al (2013)**, que avaliaram a atitude e o nível de satisfação das mulheres que frequentam clínicas pré-natais para obter cuidados de grupo no Irão. As autoras relataram um vasto leque de satisfação em relação aos cuidados pré-natais, o que reflecte a boa qualidade dos cuidados prestados pelos centros incluídos no seu estudo. [135]

Por outro lado, este estudo não está em sintonia com o estudo de **Ebrahim (2008)**, que avaliou a satisfação dos pacientes que utilizaram o departamento ambulatório do India Gandhi memorial hospital para identificar os factores relacionados com a satisfação dos pacientes. O autor referiu que não havia uma relação significativa entre as expectativas e a satisfação dos utentes relativamente aos serviços de cuidados pré-natais. Isto pode dever-se ao facto de a determinação de diferentes níveis de satisfação poder ser um dos factores mais importantes da existência de uma ampla variação na proporção do nível de satisfação. [136]

Vários autores também discordam do resultado deste estudo, afirmando que os clientes com expectativas elevadas podem estar insatisfeitos com os cuidados óptimos recebidos, ao passo que aqueles com expectativas inadequadamente baixas podem estar satisfeitos com cuidados deficientes [15,19,137,138].

Os resultados do presente estudo revelaram que existe uma relação significativa entre as expectativas das mulheres grávidas e os cuidados que lhes foram efetivamente prestados relativamente aos cuidados pré-natais iniciais completos. Este resultado está de acordo com a OMS e a UNICEF, que referem que o núcleo principal dos serviços de cuidados pré-natais inclui a recolha da história clínica, seguida de exame local e abdominal, exames laboratoriais e educação para a saúde. [139]

No que respeita à anamnese, os resultados do presente estudo revelaram que não existe uma relação significativa entre as expectativas das mulheres grávidas durante a consulta pré-natal inicial e a sua satisfação relativamente à anamnese (tabela V). Este resultado está de acordo com **Mathibe** (2008), que constatou que a maioria das grávidas do seu estudo tinha grandes expectativas em relação à anamnese. Acrescentaram ainda que a anamnese, como parte da avaliação subjectiva, pode ter influência no resultado da gravidez. [133]

Considerando os exames gerais e abdominais, o resultado do presente estudo mostrou que existe uma associação significativa entre as expectativas da amostra estudada e a sua satisfação, a favor das expectativas das mulheres. A grande maioria da amostra estudada esperava a aferição do peso e da pressão arterial. Menos de um quinto das mulheres grávidas esperava que a altura do útero fosse medida, enquanto que a altura do útero não é efetivamente medida por mais de um terço das mulheres grávidas e menos de três quartos delas não foram submetidas ao exame do som do coração fetal (anexo III). Estes autores referem que existe uma carência em alguns aspectos dos cuidados prestados. Isto pode dever-se ao facto de haver falta de médicos especialistas, de os prestadores de cuidados de saúde não terem formação e de os estabelecimentos de saúde estarem sobrelotados. Além disso, os instrumentos e materiais de diagnóstico são inadequados, insuficientes ou estão em mau estado. Isto pode ter afetado a qualidade dos cuidados prestados às mulheres grávidas e funcionou como uma barreira para a criação de confiança entre as mulheres grávidas e os serviços de saúde/)[109,130,139]

Mgawadere (2009) concorda com os resultados do estudo que investigou a qualidade dos cuidados pré-natais no centro de saúde de Lungwena, na zona rural do Malavi, e referiu que as mulheres grávidas vinham para consultas de acompanhamento, principalmente para verificar algumas medidas como o peso e a altura. [3]

Os resultados do presente estudo revelaram que não existe uma relação significativa entre as expectativas das mulheres grávidas durante a consulta pré-natal inicial e a sua satisfação relativamente aos exames laboratoriais. Por outro lado, no presente estudo, as expectativas e a satisfação em relação aos itens anteriores foram elevadas. No entanto, menos de três quartos das grávidas do presente estudo efectuam análises de açúcar e albumina (anexo III).

Na mesma linha, mais de três quartos das mulheres grávidas não efectuaram investigações básicas no estudo de **Montasser et al** (2012), que avaliou a perceção das mulheres grávidas relativamente aos cuidados pré-natais e a sua satisfação com diferentes aspectos dos cuidados. Concluíram que o desempenho inadequado da investigação pode dever-se à falta de experiência do médico ou à indisponibilidade de recursos. [130]

Este resultado está em consonância com **Birna (2006)**, que avaliou a qualidade dos serviços hospitalares na Etiópia Oriental e referiu que a perspetiva dos doentes relativamente aos serviços laboratoriais revelava elevados níveis de satisfação. Sugeriu que este resultado pode dever-se à elevada qualidade dos cuidados de saúde na Etiópia Oriental. [140]

O resultado de **Mekonnen (2009)** não é congruente com o resultado do presente estudo, que investigou os serviços laboratoriais e a satisfação dos doentes em hospitais públicos selecionados no leste da Etiópia. Isto pode dever-se às diferenças nas infra-estruturas hospitalares, às funções dos administradores hospitalares, à afetação de recursos financeiros, aos recursos humanos disponíveis e a outras variáveis. [141]

Além disso, os resultados actuais da presente amostra estudada revelaram que existe uma diferença estatisticamente significativa entre as expectativas das mulheres grávidas e a sua satisfação relativamente à educação para a saúde, a favor da sua satisfação. Este resultado está de acordo com o relatório da OMS. Este relatório salienta que um dos principais objectivos dos cuidados pré-natais é o fornecimento de informação adequada, essencial para manter e melhorar os resultados da gravidez. [139, 109]

Os resultados de **Montasser et al (2012)**, também congruentes com o presente estudo, relataram que até três quartos das mulheres grávidas no seu estudo receberam cuidados de higiene pessoal, a deficiência em algumas informações fornecidas a algumas mulheres pode dever-se ao fraco conhecimento dos prestadores de serviços sobre estas questões ou a restrições de tempo. Isto pode refletir a importância de programas de formação contínua para os enfermeiros sobre a qualidade dos CPN e métodos para satisfazer as expectativas das mulheres grávidas e melhorar as capacidades de comunicação do pessoal. [130]

Habib (2008), que avaliou o inquérito à saída dos clientes sobre a satisfação com os serviços de cuidados de saúde primários e a perceção dos cuidados pré-natais e dos cuidados infantis em Basrah, no Iraque, referiu que apenas metade do grupo estudado recebeu este aconselhamento. [142]

Por outro lado, o resultado deste estudo relativamente à educação para a saúde não foi congruente com os resultados de vários autores que referem que os enfermeiros devem ter responsabilidade moral, ética e profissional na prestação de cuidados às mulheres grávidas. São responsáveis pela prestação de cuidados, pela educação para a saúde actualizada e por ouvir as sugestões dos clientes sobre os serviços de que as mulheres necessitam. [15, 16, 130]

No entanto, a correlação entre as expectativas das grávidas e a satisfação com o prestador de cuidados foi significativa a favor da sua satisfação (figura 3). Como mais de um terço das grávidas estudadas esperava que o prestador de cuidados oferecesse o seu tempo e respondesse às suas perguntas de forma clara, a maioria das grávidas estudadas estava satisfeita, pois referiu que o seu tempo não foi desperdiçado e que as suas perguntas foram respondidas de forma clara. Além disso, um pouco mais de um terço das grávidas esperava que o profissional de saúde levasse o seu problema a sério, enquanto cerca de dois terços delas estavam satisfeitas com este item (anexo III).

Este resultado está de acordo com **Nwaeze et al (2013)**, que concluíram que a maioria das mulheres grávidas estava satisfeita com os cuidados prestados pelo seu prestador de cuidados, não só porque este identificava os problemas de forma rápida e clara, mas também porque definia as suas expectativas e as ajudava a estabelecer a confiança no prestador de cuidados de saúde. [134] Pelo contrário, **Rahman (2007)** referiu que a maioria das mulheres estava insatisfeita com o prestador de cuidados e recomendou a utilização de pessoal experiente e qualificado, mas pouco dispendioso. [143]

Os resultados do presente estudo demonstraram que não existe uma relação significativa entre as expectativas das grávidas relativamente aos cuidados personalizados e os cuidados que lhes foram efetivamente prestados. A satisfação foi maior do que a expetativa das grávidas em relação aos cuidados personalizados, exceto no que diz respeito ao encaminhamento das grávidas que tiveram alguma complicação (Apêndice III). Isto pode dever-se à falta de conhecimentos e competências recentes sobre a gestão de problemas de emergência. Este resultado está de acordo com as conclusões de **Oladapo (2008)**, que referiu que muitas mulheres manifestaram desagrado com o sistema de referenciação existente. [131]

Os resultados do presente estudo demonstraram que existe uma relação significativa entre as expectativas e a satisfação das grávidas relativamente às caraterísticas do sistema de saúde a favor da sua satisfação. No presente estudo, a maioria das grávidas estava satisfeita com as caraterísticas do sistema de saúde; isto pode dever-se ao facto de a maioria dos centros de saúde familiar selecionados para este estudo ter sido acidentalmente renovada ou inaugurada recentemente. Além disso, as expectativas moderadas da amostra do estudo e a curta duração da consulta podem ser outra causa da sua satisfação, independentemente dos benefícios limitados que obtiveram para a saúde.

Os resultados são coerentes com as conclusões de dois estudos. O primeiro, **Hansen et al (2008),** investigou as percepções dos clientes sobre a qualidade dos serviços de cuidados primários no Afeganistão. Confirmaram que as mulheres grávidas não tiveram um efeito negativo na perceção da qualidade dos cuidados que lhes foram prestados, apesar de terem passado apenas alguns minutos com o prestador de cuidados. [144]O segundo, **Oladapoet al (2008),** referiu que a maioria da amostra estudada estava satisfeita com os cuidados de saúde pré-natais que recebeu na área do governo local de Sagamu.[131]

Relativamente às expectativas e satisfação da amostra estudada e às suas caraterísticas sócio-demográficas (tabelas VII e VIII), os resultados do presente estudo mostraram que não existe uma associação significativa entre as expectativas das mulheres grávidas e as suas caraterísticas sócio-demográficas. Este estudo partiu do princípio de que as expectativas das mulheres e a sua perceção em relação aos cuidados pré-natais recebidos podem depender dos seus conhecimentos, bem como da experiência anterior, que pode ter sido afetada pela mesma cultura, com uma fraca sensibilização da comunidade para a saúde num dos períodos mais importantes da vida da mulher. Esta suposição pode estar relacionada com o facto de a maioria da presente amostra ser dona de casa, ter um nível de escolaridade secundário e residir em zonas rurais.

Esta afirmação é apoiada por **Oladapoet al (2009)**, que investigaram as caraterísticas sociodemográficas das mulheres grávidas para determinar a sua perceção da qualidade dos cuidados pré-natais. As mulheres que investigaram as caraterísticas sociodemográficas das mulheres grávidas determinam a sua perceção da qualidade dos cuidados pré-natais. [145]

Os resultados do presente estudo mostraram que não existe uma associação significativa entre a satisfação das mulheres grávidas e as caraterísticas sociodemográficas, exceto a sua profissão (quadro IX). Os resultados deste estudo estão em consonância com **Bryant et al (2009)**, que avaliou os enfermeiros de prática avançada: um estudo da satisfação do cliente. Verificou que não existe uma relação significativa entre a satisfação das mulheres grávidas e a sua idade, educação, rendimento familiar e paridade. [146] Para além disso, **Birna (2006)** e **Mekonnen (2009)** referiram que não existe uma diferença estatisticamente significativa entre o grau de satisfação dos doentes e a sua idade e nível de escolaridade. [140, 141]

Por outro lado, **Yohannes et al (2012)**, que investigaram a utilização de cuidados pré-natais pelas mães e a sua satisfação com os serviços de parto em unidades de saúde públicas selecionadas da zona de Wolaita, no sul da Etiópia, registaram uma relação significativa entre a idade e o nível de escolaridade e a satisfação das mulheres grávidas/)[147]

Além disso, na presente amostra estudada, verificou-se que a satisfação com os cuidados prestados era mais elevada no grupo etário mais jovem, entre os 15 e os 24 anos, menos de dois terços das grávidas da amostra estudada. Contrariando os resultados do presente estudo, **Nwaeze et al (2013)** referiram que o grupo etário (25-29) estava mais satisfeito com os cuidados que lhe eram prestados do que os outros grupos.[134]

A presente constatação está em consonância com **Nwaeze et al (2013)** e Sakkaket **al (2008),** que indicaram que as caraterísticas dos antecedentes dos doentes são das mais difíceis de relacionar com o nível de satisfação. [134, 148]**Emadi et al (2009)** referiram que o nível de escolaridade tem um efeito positivo e por vezes negativo na satisfação. [149]

Vários estudos tentaram relacionar as caraterísticas demográficas dos doentes com o nível de satisfação. A maioria dos estudos de satisfação mostrou determinantes variáveis da satisfação, o que revelou que a satisfação é multifatorial e que não se pode afirmar que um único fator seja o único que contribui para a satisfação ou insatisfação (134, 145, and 150)
.

Os resultados do presente estudo revelaram que existe apenas uma relação significativa entre o número de gravidezes e as expectativas das mulheres grávidas. No entanto, não existe uma relação significativa com a sua satisfação. Pelo contrário, este estudo mostrou que menos de três quartos das mulheres primigestas ou primíparas tinham grandes expectativas em relação aos CPN (tabela IX), enquanto menos de metade delas estavam insatisfeitas (tabela X). Em contraste com **Nwaeze** (2013), que avaliou a perceção das utentes sobre a qualidade dos cuidados pré-natais no University College Hospital (UCH), em Ibadan, para determinar os níveis de satisfação das utentes, referiu que mais de três quartos das mulheres primigestas estavam satisfeitas com os serviços de cuidados pré-natais devido a diferentes culturas e a diferentes percepções da atitude dos profissionais de saúde. [134]

Neste contexto, outros estudos concluíram que as caraterísticas sociodemográficas e obstétricas não estavam associadas à satisfação global com os cuidados pré-natais [134,143,144,150].

Além disso, a formação e a melhoria dos conhecimentos e das competências dos enfermeiros e dos médicos exigem a atualização dos programas curriculares; o ensino deve ser enriquecido com conhecimentos recentes e ser mais orientado para a prática; as faculdades de enfermagem e de medicina devem ser enriquecidas com equipamentos e instalações modernos. [147, 150]

Assim, o enfermeiro desempenha um papel essencial no funcionamento e na prestação de cuidados nos centros de saúde familiar. O enfermeiro deve ser capaz de reconhecer as pistas para os problemas que podem afetar a satisfação das mulheres grávidas. Os enfermeiros desempenham um papel essencial devido à sua interação frequente com as mulheres. Por conseguinte, é importante aumentar os conhecimentos dos enfermeiros e melhorar as práticas relativas aos CPN e conceber estratégias através de programas educativos e de formação em serviço. A enfermeira deve cooperar com outros profissionais de saúde para desenvolver o sistema de saúde e ajudar a melhorar a qualidade dos cuidados.

6. CONCLUSÃO E RECOMENDAÇÕES

Conclusão

Pode concluir-se dos resultados do presente estudo que

Existe uma relação positiva entre as expectativas das mulheres grávidas e os cuidados efetivamente prestados durante a consulta inicial de cuidados pré-natais. O resultado do presente estudo indicou que um terço das mulheres grávidas tinha um elevado nível de expectativas antes de receber os cuidados pré-natais. Por outro lado, menos de um terço delas estava satisfeito com os cuidados efetivamente prestados. A expetativa global mostrou que mais de um terço das mulheres que tinham expectativas elevadas estavam satisfeitas, ao passo que menos de um terço das mulheres grávidas que tinham expectativas baixas estavam insatisfeitas.

Os resultados do presente estudo mostram que não existe qualquer relação entre a pontuação total das expectativas da amostra estudada durante a consulta pré-natal e as suas caraterísticas sociodemográficas. Além disso, não foi encontrada qualquer relação entre a pontuação total dos cuidados efetivamente prestados às mulheres grávidas durante a consulta pré-natal inicial e as suas caraterísticas sociodemográficas, exceto a profissão da mulher.

Além disso, os resultados do presente estudo revelaram que não existe qualquer relação entre as expectativas das mulheres grávidas durante a consulta pré-natal inicial e os antecedentes reprodutivos, exceto o número de gravidezes. Além disso, não existe relação entre os cuidados efetivamente prestados pelas grávidas da amostra estudada e a sua história reprodutiva.

Recomendações

luz dos resultados do presente estudo, sugerem-se as seguintes recomendações:

- Recomendações relacionadas com a prática de enfermagem

- Devem ser prestados cuidados de saúde abrangentes e holísticos com base nas expectativas das mulheres grávidas.

- Sensibilizar os enfermeiros para a importância de relações positivas entre enfermeiros e mães através da participação em seminários.
- Devem ser envidados esforços, através de cursos em serviço ou da formação contínua dos enfermeiros, para realçar o papel das enfermeiras de maternidade como prestadoras de cuidados às mulheres grávidas.

- Recomendações relacionadas com a educação para a saúde

- Os currículos de enfermagem devem estar familiarizados com os resultados da investigação.

- Recomendações relativas aos serviços

- Prestar cuidados de enfermagem de elevada qualidade às mulheres grávidas, com base em práticas comprovadas nos serviços de cuidados pré-natais.

- Recomendações relativas aos meios de comunicação social

- Campanhas de educação para a saúde pública sobre a importância dos cuidados pré-natais e da procura de serviços de saúde.
- A imprensa e os meios de comunicação social têm um papel vital e uma responsabilidade na comunicação dos benefícios para a saúde dos cuidados pré-natais.

- Recomendações relativas às mulheres grávidas

- Aumentar a sensibilização das mulheres grávidas para a componente e a importância das consultas pré-natais através dos meios de comunicação social.

- Recomendações relativas a futuras investigações

- Identificar os factores associados à baixa satisfação das mulheres grávidas em relação aos serviços de cuidados pré-natais.
- Avaliar a satisfação das mulheres grávidas relativamente aos serviços de cuidados pré-natais prestados em diferentes contextos.
- Identificar a perceção das mulheres grávidas sobre os cuidados pré-natais.
- Comparação entre as expectativas e a satisfação das grávidas nas zonas rural e Zona urbana.

7. RESUMO

Os cuidados pré-natais (CPN) são o principal ponto de entrada de uma mulher grávida para receber uma vasta gama de serviços de promoção da saúde e de prevenção que promovem a saúde da mãe e do bebé. Os cuidados pré-natais consistem na prestação de cuidados a uma mulher grávida e ao seu feto por pessoal de saúde, incluindo obstetras, enfermeiros, parteiras e técnicos de laboratório, desde o momento da conceção até ao início do trabalho de parto. Os CPN devem centrar-se em assegurar, apoiar e manter o bem-estar materno e fetal durante a gravidez e o parto. A perceção dos cuidados é influenciada pelas expectativas dos clientes que utilizam os cuidados e pela natureza real dos cuidados prestados.

As expectativas da mulher grávida incluem o que se supõe, o que se deseja, o que se deseja e o que se espera. Na palavra "esperado", é possível perceber a necessidade e o potencial de insatisfação se essa expetativa não for, ou deixar de ser, satisfeita. Por outras palavras, os clientes podem ficar inicialmente impressionados porque um serviço ultrapassou as suas expectativas. No entanto, pode depois tornar-se uma necessidade e ser solicitado. Este é o desafio permanente de tentar alcançar a excelência no serviço ao cliente, excedendo as suas expectativas. É muito importante esclarecer que as expectativas das mulheres e a sua satisfação não são a mesma coisa.

A comparação entre as expectativas das grávidas e os cuidados efetivamente prestados é importante por várias razões: em primeiro lugar, as clientes satisfeitas têm mais probabilidades de manter uma relação consistente com um determinado prestador. Em segundo lugar, ao identificar as fontes de insatisfação dos clientes, uma organização pode resolver as deficiências do sistema, melhorando assim a sua gestão dos riscos. Em terceiro lugar, os doentes satisfeitos têm mais probabilidades de seguir regimes médicos e planos de tratamento específicos. Por último, a medição da satisfação do cliente acrescenta informações importantes sobre o desempenho do sistema, contribuindo assim para a gestão da qualidade total da organização.

Assim, este estudo tem como objetivo identificar as expectativas das mulheres grávidas em relação aos cuidados prestados durante a consulta pré-natal inicial.

O estudo incluiu uma amostra de conveniência de 200 mulheres grávidas selecionadas aleatoriamente em 9 centros de saúde familiar filiados no Ministério da Saúde na cidade de Etay Al Baroud, representando aproximadamente 25% do número total (35) de centros de saúde familiar nos dois distritos da cidade (5 centros de saúde familiar na zona leste e 4 centros de saúde familiar na zona oeste).

Foram utilizados três instrumentos para recolher os dados necessários.

Instrumento I; questionário estruturado de dados básicos, que incluía dados relativos às caraterísticas sociodemográficas das mulheres e questionário estruturado de história reprodutiva.

Instrumento II: questionário estruturado sobre as expectativas das grávidas em relação aos serviços de cuidados pré-natais, que inclui 54 afirmações divididas em cinco categorias: serviços de cuidados pré-natais iniciais completos (32 afirmações), prestador de cuidados (5 afirmações), cuidados personalizados (4 itens), interesse do pessoal (6 itens) e caraterísticas do sistema (7 itens): (5 afirmações), cuidados personalizados (4 itens), interesse do pessoal (6 itens) e caraterísticas do sistema (7 itens).

Instrumento III; o programa de entrevista estruturada para os cuidados pré-natais prestados, este instrumento contém os mesmos itens que o instrumento dois.

Foi efectuado um estudo-piloto com 20 mulheres grávidas, que foram excluídas da amostra, para testar a pertinência e a clareza dos instrumentos e estimar o tempo necessário para os preencher. Os dados foram recolhidos ao longo de um período de 4 meses, desde o início de outubro de 2012 até ao final de janeiro de 2013, tendo sido efectuada uma análise estatística. Os dados em bruto foram codificados e transformados em folhas de codificação. Os resultados foram verificados. Em seguida, os dados foram introduzidos em ficheiros do sistema SPSS (pacote SPSS versão 18) utilizando um computador pessoal. Os rascunhos de saída foram verificados em relação aos dados codificados revistos para detetar erros de digitação e ortográficos.

Por fim, procedeu-se à análise e interpretação dos dados.

As principais conclusões do presente estudo foram classificadas nas secções seguintes.

1- **Caraterísticas sócio-demográficas**
   - A idade média da amostra estudada foi de (25,3±4,5).
   - Mais de metade (53%) tinha o ensino secundário
   - As grandes maiorias (88% e 90,5%, respetivamente) da amostra estudada eram donas de casa e residiam em zonas rurais.
   - A quase totalidade (99,5%) da amostra estudada era casada.
   - 50,5% da amostra estudada tinha famílias nucleares.
   - Mais de três quintos (62,5%) da amostra estudada não tinham rendimentos suficientes.

2- **História reprodutiva**
   - Pouco mais de metade (51%, 54% e 54%, respetivamente) da amostra estudada era constituída por primigestas, nulíparas e sem filhos vivos.
   - A maioria (88,5%) da amostra estudada não teve aborto.
   - 48,9% e 47,8% das mulheres tiveram, respetivamente, parto normal e cesariana.
   - Mais de três quartos (77,5%) estavam no 2nd trimestre.
   - A duração média da gravidez foi de (19,7±6,3 semanas).
   - Mais de metade (53%) visita o centro para se vacinar contra o tétano.

3- **Distribuição da amostra do estudo de acordo com as suas expectativas e as cuidados efectivos que lhes foram prestados durante a primeira consulta pré-natal.**
   - Cerca de dois terços (62%) da amostra estudada tinha um nível moderado de expectativas, em comparação com um terço (31,5%) que tinham um nível elevado de expectativas e menos de um décimo (6,5%) que tinham um nível baixo de expectativas.
   - Quase dois terços (65,5%) da amostra estudada mostraram uma satisfação razoável, em comparação com mais de um terço (27%) que estavam satisfeitos

com os cuidados efetivamente recebidos e 7,5% que estavam insatisfeitos com os cuidados efetivamente recebidos.

4- **Comparação entre a pontuação total média das expectativas das grávidas e os cuidados que lhes foram efetivamente prestados de acordo com as categorias dos serviços de cuidados pré-natais durante os cuidados pré-natais iniciais.**

- Existe uma grande diferença estatisticamente significativa entre as expectativas das mulheres grávidas e os cuidados efetivamente prestados no sentido de completar os serviços de cuidados pré-natais iniciais a favor das expectativas das mulheres (P=0,003).

- Em relação às caraterísticas do prestador de cuidados e do sistema, verificou-se uma associação altamente significativa entre as expectativas das grávidas e os cuidados efetivamente prestados, no sentido de completarem os cuidados pré-natais iniciais, a favor dos cuidados efetivamente prestados (P<0,0001).

- A pontuação média das expectativas das grávidas em relação aos cuidados efetivamente prestados sobre cuidados personalizados e interesse do pessoal foi de (79,3±16,9 e 81,9±16,3, respetivamente) e (76,0±18,7 e 72,1±21,5, respetivamente), não tendo sido encontrada uma associação significativa (P=0,389 e P=0,098, respetivamente).

- A pontuação total média e o desvio-padrão das expectativas das grávidas em relação aos cuidados efetivamente prestados no que se refere à história clínica e à investigação laboratorial foram (74,9±17,9 e 76,9±18,7, respetivamente) e (85,3±18,3 e 88,3±17,7, respetivamente), não tendo sido encontrada uma associação significativa em relação aos itens de pré-visualização (P=0,168 e P=0,054, respetivamente).

- Relativamente ao exame geral e abdominal, foi encontrada uma associação altamente significativa entre as expectativas das mulheres grávidas e os cuidados efetivamente prestados no sentido de completar os serviços de cuidados pré-natais iniciais a favor das suas expectativas (P<0,0001, P=0,001, respetivamente).

- No que diz respeito à educação para a saúde, a pontuação média das expectativas das grávidas em relação aos cuidados efetivamente prestados foi de (67,3±21,5 e 62,6±17,7, respetivamente), existindo uma associação significativa a favor das suas expectativas (P=0,012).

5- **Comparação entre a pontuação total das expectativas das mulheres grávidas e os cuidados que lhes foram efetivamente prestados durante a primeira consulta pré-natal.**

- Foi encontrada uma associação altamente significativa entre as expectativas das mulheres grávidas e os cuidados efetivamente prestados durante a primeira consulta pré-natal (p=0,002).

- Menos de um terço (30,8%) das grávidas que tinham um baixo nível de expectativas eram grávidas insatisfeitas.

- Menos de três quartos (70,2%) das grávidas da amostra estudada que tinham um nível moderado de expectativas em relação à consulta pré-natal inicial tinham um nível de satisfação razoável.

- Menos de um terço (23,4%) das mulheres grávidas da amostra estudada que tinham um nível moderado de expectativas em relação à consulta pré-natal inicial receberam cuidados satisfatórios durante a consulta inicial de CPN.

- Mais de metade (57,1%) das mulheres grávidas da amostra estudada que tinham um elevado nível de expectativas, tiveram cuidados razoavelmente satisfatórios durante as consultas iniciais de ANC.

- Menos de dois quintos (38,1%) das mulheres grávidas que tinham um nível elevado de

as expectativas tiveram efetivamente cuidados satisfatórios durante as primeiras consultas de ANC.

6- **Relação entre a pontuação total das expectativas das grávidas e os cuidados que lhes foram efetivamente prestados durante a primeira consulta pré-natal e as suas caraterísticas sociodemográficas, bem como a sua história reprodutiva.**

- Não foram observadas diferenças estatisticamente significativas entre a pontuação total das expectativas da amostra estudada durante a consulta pré-natal e as suas caraterísticas sociodemográficas.

- Não foi encontrada diferença estatisticamente significativa entre a pontuação total dos cuidados efetivamente prestados às mulheres grávidas durante a consulta pré-natal inicial e as suas caraterísticas sociodemográficas, exceto a profissão da mulher (p = 0,025).

- Não foram observadas diferenças estatisticamente significativas entre as expectativas das grávidas durante a consulta pré-natal inicial e os antecedentes reprodutivos, exceto entre o número de gravidezes ([MC] p<0,0001).

- Não se verificaram diferenças estatisticamente significativas entre os cuidados efetivamente prestados e os antecedentes reprodutivos das grávidas.

- O maior nível de expectativas e de atendimento satisfatório foi observado em mais da metade (54% e 59,3%, respetivamente) das gestantes com idade entre 15 e menos de 25 anos.

- Por outro lado, 46,2% das grávidas da amostra estudada que percepcionaram um baixo nível de expectativas, tinham idades compreendidas entre os 25 e menos de 35 anos. Por outro lado, a percentagem mais baixa (6,7%) de mulheres insatisfeitas tem idades compreendidas entre os 35 e os 45 anos.

- Verificou-se um elevado nível de expectativas e de satisfação com os cuidados efetivamente prestados entre 49,2% e 51,9%, respetivamente, dos que tinham o ensino secundário.

- A maioria (92,3% e 93,3%, respetivamente) das grávidas com baixo nível de expectativas e das mulheres insatisfeitas foi detectada entre as donas de casa.

- A maioria das grávidas que tinham expectativas baixas e todas as mulheres insatisfeitas com os cuidados efetivamente prestados durante os cuidados pré-natais iniciais eram residentes em zonas rurais.

- Cerca de dois terços (69,2%) das grávidas que percepcionaram um baixo nível de expectativas, 60% das mulheres insatisfeitas vivem em famílias alargadas.

- 61,9% e 59,3%, respetivamente, das grávidas que percepcionavam um nível elevado de expectativas e das mulheres satisfeitas tinham um rendimento insuficiente.

- 71,4% e 73%, respetivamente, das mulheres com expectativas elevadas e 64,8% e 72,2%, respetivamente, das mulheres satisfeitas com os cuidados efetivamente prestados eram primigestas e estavam no 2th trimestre.

- Mais de dois quintos (37,5% e 47,6%, respetivamente) das grávidas que sentiram uma expetativa elevada e (26,7% e 46,3%, respetivamente) das grávidas que ficaram satisfeitas com a consulta pré-natal inicial tiveram um parto normal anterior e visitam atualmente os centros de saúde para consultas de rotina.

Tendo em conta os resultados do presente estudo, sugerem-se as seguintes recomendações:

- **Recomendações relacionadas com a prática de enfermagem**
  - Os cuidados de saúde abrangentes e holísticos devem ser prestados com base nas expectativas das mulheres grávidas.
  - Sensibilizar os enfermeiros para a importância de relações positivas entre enfermeiros e mães através da participação em seminários.
  - Devem ser envidados esforços, através de cursos em serviço ou da formação contínua dos enfermeiros, para realçar o papel das enfermeiras de maternidade como prestadoras de cuidados às mulheres grávidas.

- **Recomendações relacionadas com a educação para a saúde**
  - Os currículos de enfermagem devem estar familiarizados com os resultados da investigação.

- **Recomendações relativas aos serviços**
  - Prestar cuidados de enfermagem de elevada qualidade às mulheres grávidas, com base em práticas comprovadas nos serviços de cuidados pré-natais.

- **Recomendações relativas aos meios de comunicação social**
  - Campanhas de educação para a saúde pública sobre a importância dos cuidados pré-natais e da procura de serviços de saúde.
  - A imprensa e os meios de comunicação social têm um papel vital e uma responsabilidade na comunicação dos benefícios para a saúde dos cuidados pré-natais.

- **Recomendações relativas a futuras investigações**
  - Identificar os factores associados à baixa satisfação das mulheres grávidas em relação aos serviços de cuidados pré-natais.
  - Avaliar a satisfação das mulheres grávidas relativamente aos serviços de cuidados pré-natais prestados em diferentes contextos.
  - Identificar a perceção das grávidas sobre os cuidados pré-natais
  - Comparação entre as expectativas e a satisfação das grávidas nas zonas rural e Zona urbana.

REFERÊNCIAS

1. Carlin A, Alfirevic Z. Alterações fisiológicas da gravidez e monitorização. Best Practice Res ClinObstetGynecol 2008; 22 (5):801-23.

2. Centro Nacional de Colaboração para a Saúde da Mulher e da Criança (NCCWCH). Cuidados pré-natais: cuidados de rotina para a mulher grávida saudável. 2nd ed. London: Royal College of Obstetricians and Gynecologists; 2008.

3. Mgawadere F. Avaliação da qualidade dos cuidados pré-natais no centro de saúde de lungwena na zona rural do Malawi. Tese de Mestrado. Faculdade de Medicina, Universidade do Malawi;
2 009.

4. Alkhaldi S. Maternal health care utilization in rural Jorganian villages: patterns and predictors. Dissertação de Doutoramento. Escola de Saúde Pública, Universidade do Texas; 2008.

5. Ahmed S, Hillb K. Maternal mortality estimation at the subnational level: a modelbased method with an application to Bangladesh (Estimativa da mortalidade materna a nível subnacional: um método baseado em modelos com aplicação ao Bangladeche). Bull World Health Organ J 2011; 89:12-21.

6. Mxoli W. Percepções e experiências das mulheres sobre os cuidados pré-natais prestados por parteiras. Tese de Mestrado. Faculdade de Ciências da Saúde, Universidade Metropolitana Nelson Mandela; 2007.

7. Amosu A, Degun AM, Thomas AM, Olanrewaju MF, Babalola AWO, Omeonu PE, et al. Um estudo sobre a aceitação e a prática de cuidados pré-natais focalizados pelos prestadores de cuidados de saúde na zona sudoeste da Nigéria. Sci Res J 2011; 3 (1): 484-91.

8. Organização Mundial de Saúde (OMS). Estatísticas mundiais de saúde 2014. Genebra: OMS; 2014.

9. Graham WJ, Ahmed S, Stanton C, Abou-Zahr C, Campbell OM. Measuring maternal mortality: an overview of opportunities and options for developing countries (Medir a mortalidade materna: uma visão geral das oportunidades e opções para os países em desenvolvimento). BMC Med 2008;6:12.

10. Organização Mundial de Saúde (OMS), UNICEF, UNFPA, Estimativas do Banco Mundial. Trends in maternal mortality: 1990 to 2010 (Tendências da mortalidade materna: 1990 a 2010). Genebra: OMS; 2012.

11. Zanaty F, Way A. Egypt demographic and health survey 2008 (Inquérito demográfico e de saúde no Egito 2008). Genebra: OMS; 2009.

12. Banco Mundial. Safe motherhood- a review: the safe motherhood initiatives, 1987 - 2005 relatório do banco mundial. Nova Iorque: Family Care International; 2007.

13. Shailong N, Ugwuonah F. Status of ante-natal programmes for expectant mothers in Udenu local government of Enugu State (Situação dos programas pré-natais para mulheres grávidas no governo local de Udenu do Estado de Enugu). JHER 2010; 13: 190- 6.

14. Ban K. A estratégia global para a saúde das mulheres e das crianças. Nova Iorque, EUA: Nações Unidas; 2010.

15. Assefa F, Mosse A. Avaliação da satisfação dos clientes com a prestação de serviços de saúde no hospital especializado da Universidade de Jimma. Ethiop Health Sci J 2011; 21(2):1-9.

16. Tehrani A, Feldman SR, Camacho FT, Balkrishnan R. Patient satisfaction with outpatient medical care in the United States (Satisfação dos doentes com os cuidados médicos em ambulatório nos Estados Unidos). Health Outcomes Res Med J 2011; 2(4): 197-202.

17. Bekele A, Taye G, Mekonnen Y, Girma W, Degefu A, Mekonnen A, et al. Níveis de satisfação dos pacientes externos em unidades de saúde selecionadas em seis regiões da Etiópia. Ethiop Health Sci J 2008; 22(1): 43-7.

18. Ghobashi M, Khandekar R. Satisfaction among expectant mothers with antenatal care services in the Musandam region of Oman (Satisfação das futuras mães com os serviços de cuidados pré-natais na região de Musandam, Omã). Clin Basic Res J 2008; 8(3): 325-32.

19. Gadallah M, Zaki B, Rady M, Anwer W, Sallam I. Patient satisfaction with primary health care services in two districts in Lower and Upper Egypt. East Mediterr Health J 2003; 9(3): 422-30.

20. Di Pietroa J, et al. O embotamento fisiológico durante a gravidez estende-se ao relaxamento induzido. BiolPsychol 2012;89(1):14-20.

21. Rosliza M, Muhamad J. Knowledge, attitude, and practice on antenatal care among orang asli women in Jempol, Negeri Sembilan (Conhecimentos, atitudes e práticas em matéria de cuidados pré-natais entre mulheres orang asli em Jempol, Negeri Sembilan). Malaysian J Public Health Med 2011; 11(2): 13-21.

22. Mills S, Chowdhury S, Miranda E, Seshadri SR, Axemo P. Reducing maternal mortality: strengthening the world bank response (Reduzir a mortalidade materna: reforçar a resposta do Banco Mundial). New York: Banco Mundial; 2 009.

23. Metwally A, Abdel-Latif G, Salama S, Tawfik A, Elmosalamiand D. Abdel MohsenA.Care Seeking Behaviors of Rural Women in Egypt: Community Based Study. Journal of Applied Sciences Research 2013;9(6): 3767-80.

24. Organização Mundial de Saúde (OMS), UNICEF, UNFPA, Estimativas do Banco Mundial. Trends in maternal mortality: 1990 to 2013 (Tendências da mortalidade materna: 1990 a 2013). Genebra: OMS; 2014.

25. Say L, Chou D, Gemmill A, Tunçalp O, Moller AB, Daniels J, et al. Causas globais de morte materna: uma análise sistemática da OMS. Lancet 2014; 2(6): 323-33.

26. Campbell O, Gipson R, Issa AH, Matta N, El Deeb B, El Mohandes A, et al. A

taxa nacional de mortalidade materna no Egito diminuiu para metade entre 1992-93 e 2000. Bull World Health Organ 2005; 83(6): 462-70.

27. Organização Mundial de Saúde (OMS). Cuidados perinatais efectivos. Genebra: OMS;

2 010.

28. Ramos L. Indução do trabalho de parto. ObstetGynecolClin N Am 2005; 32: 181-200.

29. Ricci S. Fundamentos de enfermagem na maternidade, no recém-nascido e na saúde da mulher. 2nd ed. Philadelphia: Lippincott Williams & Wilkins; 2009.

30. Membros do Departamento de Enfermagem Obstétrica e Ginecológica. Enfermagem obstétrica na maternidade. Departamento de Enfermagem Obstétrica e Ginecológica, Faculdade de Enfermagem, Universidade de Alexandria, Alexandria, Egito; 2009.

31. Northern Health and Social Care Trust. Uma estratégia para o serviço de maternidade 2009-2014. Northern Trust 2014. Disponível em: http ://www.northerntrust.hscni.net/pdf/Maternity_Services_Strategy_2009_2014 .pdf [Acedido em: 12 Abr, 2014].

32. Khatun F. Percepções de enfermeiras e mulheres grávidas sobre a qualidade dos cuidados pré-natais no Bangladesh. Tese de Mestrado. Faculdade de Enfermagem, Universidade Prince of Songkla; 2010.

33. Sanjel S, Ghimire R, Pun K. Antenatal care practices in Tamang community of Hilly area in central Nepal.Kathmandu Univ Med J (KUMJ) 2011; 9(2): 57- 61.

34. Ministério da Saúde da Malásia. Divisão de desenvolvimento da saúde familiar, manual de cuidados perinatais: cuidados pré-natais. 2nd ed. Putrajaya: Ministério da Saúde da Malásia; 2010.

35. Klossner N, Nancy T. Introductory maternity and pediatric nursing (Introdução à maternidade e à enfermagem pediátrica). Philadelphia: Lippincott Williams &

Wilkins; 2006.

36. Bassani DG, Surkan PJ, Olinto MT. Uso inadequado de serviços de pré-natal entre mulheres brasileiras: O papel das caraterísticas maternas. IntPerspect Sex Reprod Health 2009; 35(1): 15-20.

37. Elzenberg M. Implementação da prática de enfermagem baseada na evidência: factores pessoais e profissionais dos enfermeiros. J AdvNurs 2011; 67(1): 33-42.

38. Reddamma GG. Knowledge of husbands of primigravidae regarding antenatal care (Conhecimento dos maridos de primigestas sobre cuidados pré-natais). Nurs J India 2010;101(11):262-4.

39. Agência dos Estados Unidos para o Desenvolvimento Internacional (USAID). Focused antenatal care: providing integrated, individualized care during pregnancy. EUA: USAID; 2007.

40. Ricci S. Essentials of maternity: newborn and women's health nursing (Fundamentos da maternidade: enfermagem do recém-nascido e da saúde da mulher). Philadelphia: Lippincott Williams & Wilkins; 2007.

41. Sâilâ T, Mattila E, Kaila M, Aalto P, Kaunonen M. Measuring patient assessments of the quality of outpatient care: a systematic review. J EvalClinPract 2008; 14(1): 148-54.

42. BUPA. Cuidados pré-natais. Equipa de informação sobre saúde da BUPA. REINO UNIDO: Bupa; 2004. Disponível em: http://hcd2.bupa.co.uk/fact_sheets/html/antenatal_care.html [Acedido em: 28 maio, 2014].

43. Judith A, McCann S. Maternal-neonatal nursing made incredibly easy (Enfermagem materno-neonatal incrivelmente fácil). Sydney: Lippincott Williams & Wilkins; 2004.

44. Pillitteri A. Cuidados de enfermagem de saúde materno-infantil à família em período de gestação e criação de filhos. 5th ed. London: Lippincott Williams &

Wilkins; 2007.

45. Towle M. Maternal- newborn nursing care. New Jersey: Person Prentice Hall; 2009.

46. Chamberlain G, Morgan M. ABC of antenatal care (ABC dos cuidados pré-natais). 4th ed. Espanha, Navarra: BMJ Books; 2002.

47. Grupo de Supervisão das Diretrizes. Diretrizes de rastreio e testes pré-natais. 6th ed. Washington: Group Health Cooperative; 2012.

48. Organização Mundial de Saúde (OMS). Tornar a gravidez mais segura: ferramenta de avaliação da qualidade dos cuidados hospitalares prestados às mães e aos recém-nascidos. Genebra; OMS; 2009.

49. Birungi H, Ouma O. Acceptability and sustainability of the WHO focused antenatal care package in Kenya (Aceitabilidade e sustentabilidade do pacote de cuidados pré-natais da OMS no Quénia). EUA: USAID; 2009.

50. Instituto Nacional de Saúde e Excelência Clínica (NIHCE). NICE clinical guideline 62: antenatal care: routine care for the healthy pregnant woman (cuidados pré-natais: cuidados de rotina para uma grávida saudável). London: NIHCE;2008.

51. Condon M. Women's health: an integrated approach to wellness and illness (Saúde da mulher: uma abordagem integrada do bem-estar e da doença). Upper Saddle River, New Jersey: Prentice Hall; 2004.

52. Sharon T. Components and timing of prenatal care (Componentes e momento dos cuidados pré-natais). ObstetGynecolClin J 2008; 35: 339-53.

53. Kuosmanen L, Hâtônen H, Jyrkinen AR, Katajisto J, Vâlimâki M. Provision of effective antenatal care. J AdvNurs 2006; 55(6): 655-63.

54. Leonard KL. Is patient satisfaction sensitive to changes in the quality of care? an exploitation of the Hawthorne effect. J Health Econ 2008; 27(2): 444-59.

55. Wikipédia, a enciclopédia livre. Alterações fisiológicas maternas na gravidez. 2013. Disponível em: http://en .wikipedia. org/wiki/ Maternal _physiological_ changes_ in_ pregnancy [Acedido em 5 de abril de 2014.

56. Hadassah Medical Center.Alterações fisiológicas durante a gravidez. Hadassah Medical Center 2014. Disponível em: http://www.hadassah-med.com/giving-birth/hadassah-birthing-club/throughout-pregnancy/physiological-changes-during-pregnancy. aspx [Acedido em: 6 julho, 2014].

57. Eden E. Understanding pregnancy symptoms (Compreender os sintomas da gravidez). How Stuff Works 2009. Disponível em http://health.howstuffworks.com/pregnancy-and-parenting/pregnancy/issues/understanding-pregnancy-symptoms1.htm [Consultado em: 10 de maio de 2014].

58. Hamilton A. Abdominal examination. Women Society Australasia J 2007; 3 (2): 47-9.

59. Queixas e perguntas comuns na gravidez. CSH 2012. Disponível em: http://www.csh.org.tw/dr.tcj/educartion/f/web/Comm [Acedido em: 2 Abr, 2014].

60. Ladewing P, London M. Maternal new born nursing care. 4th ed. Inglaterra: Addison Wesley Co; 2006.

61. Drife J, Magowan B. Clinical obstetrics and gynecology. London: Wound B Saunders; 2004.

62. Ediau M , Wanyenze R, Machingaidze S, Otim G, Olwedo A, Iriso R et al. Tendências na frequência de cuidados pré-natais e na entrega de instalações de saúde após intervenções de reforço dos sistemas comunitários e de instalações de saúde no Norte do Uganda. BMC Pregnancy Childbirth 2013; 13:189.

63. Cham M, Sundby J, Vangen S. Maternal mortality in the rural Gambia: a

qualitative study on access to emergency obstetric care (Mortalidade materna na Gâmbia rural: um estudo qualitativo sobre o acesso a cuidados obstétricos de emergência). Saúde Reprodutiva 2005; 2 (1):1-8.

64. Tann C, Kizza M, Morison L, Mabey D, Muwanga M, Grosskurth H, et al. Utilização de serviços pré-natais e cuidados de parto em Entebbe, Uganda: um inquérito comunitário. BMC Pregnancy Childbirth 2007; 7: 1-11.

65. Welch L, Miller L. Componentes emocionais e educacionais da gravidez. Biblioteca
Women's Med [Atualizado em: Out, 2008]. . (ISSN: 1756-2228) DOI 10.3843/GLOWM.10415. Disponível em:
http://www.glowm.com/section_view/heading/Emotional%20and%20Education al%20Components%20of%20Pregnancy/item/414 [Acedido em: 20 junho, 2014].

66. Cuidados obstétricos e neonatais. Educação da paciente durante a gravidez. Divisão de Educação Médica, Brookside Associates 2007. Disponível em: http://www.brooksidepress.org/Products/Obstetric_and_Newborn_Care_1/lesso n_9_ Section_1A.htm [Acedido em: 12 maio, 2014].

67. Conselho Mundial da Saúde (GHC). Relatório-2011. Saúde Global 2012. Disponível em: http://www.globalhealth.org/reports/report.php3 [Acedido em: Ago, 2014].

68. Agência de Saúde Pública do Canadá. The sensible guide to a healthy pregnancy (O guia sensato para uma gravidez saudável): Nutrição pré-natal. Canadá: Ministro da Saúde; 2011.

69. Centro Nacional de Imunização e Doenças Respiratórias, Centro Nacional de Imunização e Doenças Respiratórias. Immunization & pregnancy (Imunização e gravidez). Atlanta, Geórgia: CDC; 2013.

70. Stevenson A. Imunização para mulheres e bebés. Journal of obstetric, gynecology

2011; 106.

71. Melanie N, Smith M. Cuidados na gravidez. Medline Plus 2014. Disponível em: http://www.nlm.nih.gov/medlineplus/ency/article/007214.htmSkip navigation [Acedido em: 5Abr, 2014].

72. Eden E. Trabalho e riscos ambientais durante a gravidez. Roselcielos. Hubpages 2012. Disponível em: http://roselcielos.hubpages.com/hub/What-is-the-husbands-role-in-his-wives-gravidez. [Acedido em: 12 junho, 2014].

73. Byamugisha R, Tumwine J, Semiyaga N, Tylleskar T. exercício durante a gravidez. Repr Health J 2010; 7: 12.

74. Colégio Americano de Obstetras e Ginecologistas (ACOG). Atividade sexual durante a gravidez (parecer do comité do ACOG). Int J GynecolObestet 2008; 76(3): 338- 9.

75. Ind D. Pregnancy and renal function (Gravidez e função renal). Renal Society Australasia J 2007; 3 (2): 47-9.

76. Brook Side Press. Cuidados obstétricos e com o recém-nascido: higiene pessoal e cuidados durante a gravidez. Brook Side Press 2012. Disponível em: http://www.brooksidepress.org/Products/Obstetric_and_Newborn_Care_1/lesso n_7_Section_1.htm [Acedido em: 5 Abr, 2014].

77. Cornille R. Cuidados dentários tornam-se mais importantes durante a gravidez 2013. Disponível em:http://www.utsandiego.com/news/2013/apr/30/dental-pregnancy-health [Acedido em: 10 ago, 2014].

78. Conselho Consultivo Médico do Baby Center. Dez sinais de perigo durante o exercício da gravidez. Baby Center 2013. Disponível em: http://www.babycenter.com/0_ten-signs-of-danger-during-pregnancy-exercise_7818.bc [Acedido em: 4 Abr, 2014].

79. Johns Hopkins Medicine. Sinais de alerta durante a gravidez. Johns Hopkins Medicine 2013. Disponível em: http://www.hopkinsmedicine. org/healthlibrary/conditions/pregnancy_and_childbirth/ warning_signs_during_pregnancy_85,P01199/ [Acedido em: 4 Abr, 2014].

80. Herin R. Dangers of pregnancy (Perigos da gravidez). Parenting 2011. Disponível em: http:// parentingtutorial6.weebly.com/pregnancy-dangers.html [Acedido em: 29 de junho, 2014].

81. Ringdahl D. Programa de cuidados pré-natais. Taking Charge 2009. Disponível em: http://www.takingcharge.csh.umn.edu/explore-healing-practices/holistic-pregnancy-childbirth/schedule-prenatal-care [Acedido em: 4 julho, 2014].

82. Canal Melhor Saúde. Gravidez - enjoos matinais. Saúde Melhor 2014. Disponível em: http://www.Betterhealth.vic.gov.au/bhcv2 /bhcarticles. nsf/ pages/Morning_sickness? [Acedido em: 24 de junho, 2014].

83. Conselho Consultivo Médico do Centro para Bebés. Enjoos matinais: náuseas e vómitos na gravidez. Centro para Bebés 2011. Disponível em: http:// www. baby centre.co.uk/a549842/morning-sickness-nausea-and-vomiting-in-pregnancy#ixzz2yWIeuk6s. [Acedido em: 10 Abr, 2014].

84. Lockwood C. Adaptação do trato gastrointestinal materno à gravidez. Atualizar 2014. Disponível em: http://www.uptodate.com/contents/maternal-gastrointestinal-tract-adaptation-to-pregnancy#H8 [Acedido em: 8 julho, 2014].

85. Kunene B, Beksinska M, Zondi S, Mthembu N, Mullick S, Ottolenghi E, et al. Pregnancy in gastrointestinal disorders.2004.Disponível em: https://www. google.com.eg/search?q= Kunene+ B% 2C+ Beksinska+M%2C.+Involving+men+in+maternity+care.2004&hl=ar&gbv=2&o q=&gs_l=. [Acedido em: 29 Mar, 2014].

86. Centro de Gravidez. Fadiga e insónia. Med Help 2013. Disponível em: http://www.medhelp.org/tags/health_page/28/Pregnancy /Pregnancy-Symptom-Fatigue [Acedido em: 24 Abr, 2014].

87. Brian J. Prisão de ventre durante a gravidez. EHow 2014. Disponível em: http://www.ehow.com/how _6121339_good-husband-pregnant wife. html # ixzz 2kA lcgAJz[Acedido em : 12 de junho, 2014].

88. Abdullah A, Semo B, Justman J, El-Sadar W. Treating constipation during pregnancy (Tratamento da obstipação durante a gravidez). Durban, África do Sul: Plano de Emergência do Presidente para o Alívio da SIDA (PEPFAR); 2006

89. Fylkesnes K, Siziya S. Treatment of constipation in pregnancy (Tratamento da obstipação na gravidez). Trop Med Int Health 2004; 9 (5):566-72.

90. WebMD. Dor nas costas na gravidez. WebMD 2014. Disponível em: http://www.webmd.com/baby/guide/back-pain-in-pregnancy [Acedido em: 24 Abr, 2014].

91. Andrews N. Osteopathic management of patients during pregnancy.2010. Disponível em: http: //Ezine Articles. Com/? Expert =Nicolette Andrews [Acedido em:19 Out, 2013].

92. Dunning, K, Lemasters, G, Levin, L, Battacharya A, Alterman T. Falls in workers during pregnancy: risk factors, job hazards, and high risk occupations. Am J Ind Med 2003; 44: 664-72.

93. Wikipédia, a enciclopédia livre. Dor de cabeça na gravidez. Disponível em: http://en.wikipedia.org/wiki/Goodelfs_sign [Acedido em: 12 Abr, 2014].

94. Novo guia de saúde. Hemorróidas. Novo Guia de Saúde 2013. Disponível em: http://www.newhealthguide.org/Cervix-In-Early-Pregnancy. html [Acedido em: 12 Abr, 2014].

95. Conselho Consultivo Médico do Baby Center. Hemorróidas durante a gravidez.Baby Center2014. Disponível em: http://www. babycenter.com/

0_hemorrhoids- during-pregnancy _ 244.bc [Acedido em : 25 de junho, 2014].

96. Conselho Consultivo Médico do Baby Center.Varizes durante a gravidez.Baby Center 2014. Disponível em: http://www.babycenter.com/0_varicose-veins-during- pregnancy_ 271.bc [Acedido em : 25 abr, 2014].

97. Nkuoh G, Meyer D, Tih P, Nkfusai J. Gravidez e veias varicosas. J Midwifery Women's Health 2010; 55(4):363-9.

98. Chris E. Pequenos desconfortos da gravidez. Obgnursing 2012. Disponível em: http://obgnursing.blogspot.com/2012/07/minor-discomfort-of-pregnancy.html [Acedido em: 5 Abr, 2014].

99. Medforth J, Battersby S, Evans M, Marsh B, Walker A. Minor disorders of pregnancy. 2nd ed. Londres. Oxford Handbook of Midwifery. Oxford: Oxford University Press; 2011.

100. Wikipedia, a enciclopédia livre. Alterações fisiológicas maternas na gravidez. 2013. Disponível em: http://en .wikipedia. org/wiki/ Maternal _physiological_ changes_ in_ pregnancy [Acedido em 5 de abril de 2014.

101. Conselho Consultivo Médico do Centro do Bebé. Corrimento vaginal durante a gravidez.2014. Disponível em:http://www. Baby Center. com /0_vaginal-discharge-during- pregnancy_ 270.bc [Acedido em 24 Abr, 2014].

102. Grindheim G, Toska K, Estensen M-E, Rosseland L. Alterações na função pulmonar durante a gravidez: um estudo de coorte longitudinal. BJOG 2012; 119:94101.

103. Alzolibani A. Satisfação e expectativas dos pacientes sobre a qualidade do serviço das clínicas de dermatologia afiliadas à universidade. J Public Health Epidemiol 2011; 3(2): 61- 6.

104. Fereday J, Collins C, Turnbull D, Pincombe J, Oster C. An evaluation of midwifery group practice part II: women's satisfaction. Women Birth 2009;

22:11-6.

105. Omar A, Schiffman R, Bingham C. Development and testing of the patient expectations and satisfaction with prenatal care instrument. Res Nurs Health 2001; 24: 218-29.

106. Ochako R, Fotso J, Ikamari L, Khasakhala A. Utilização de serviços de saúde materna entre mulheres jovens no Quénia: Insights from the Kenya Demographic and Health Survey, 2003.BMC Pregnancy and Childbirth 2011; 11:21.

107. Baloyi J. Expectativas das mulheres grávidas em relação aos cuidados pré-natais. Tese de Mestrado. Faculdade de Educação e Enfermagem, Rand Afriaacns University; 2000.

108. Agosta LJ. Patient satisfaction with nurse **practitioner-delivered** primary healthcare services (Satisfação dos pacientes com os serviços de cuidados de saúde primários prestados por enfermeiros). J Am Acad Nurse Pract 2009; 21(11): 610-7.

109. Ahmed M, Shehadeh A, Collins M. Qualidade dos cuidados de enfermagem em centros de saúde comunitários: satisfação dos clientes. Health Sci J 2013; 7(2): 229-33.

110. Lee S, Alter A. Patient satisfaction and its relationship with quality and outcomes of care after acute myocardial infarction. Circulation 2008; 118(19): 1938-45.

111. Wagner D, Bear M. Patient satisfaction with nursing care: a concept analysis within a nursing framework. J Advanced Nurs 2009; 65(3): 692-701.

112. Hekkert D, Cihangir S, Kleefstra M. Patient satisfaction revisited: a multilevel approach. SocSci Med 2009; 69(1): 68-75.

113. Hiidenhovi H, Nojonen K, Laippala P. Measurement of outpatients' views of service quality in a Finnish university hospital. J AdvNurs 2002; 38(1): 59-67.

114. Johansson P, Oleni M, Fridlund B. Patient satisfaction with nursing care in the

context of health care: a literature study. Scand J Caring Sci 2002; 16(4): 33744.

115. Merkouris A, Papathanassoglou E, Lemonidou C. Avaliação da satisfação dos doentes com os cuidados de enfermagem: abordagem quantitativa ou qualitativa. Int J Nurs Stud 2004; 41(4): 355-67.

116. Laschinger S, Hall M, Almost A. Psychometric analysis of the patient satisfaction with nursing care quality questionnaire. J Nurs Care Qual 2005; 20(3): 220-30.

117. Hills R, Kitchen S. Toward a theory of patient satisfaction with physiotherapy: Explorando o conceito de satisfação. Physiother Theory Pract 2007; 23(5): 243-54.

118. Christiaens W, Bracke P. Assessment of social psychological determinants of satisfaction with childbirth in a cross-national perspective (Avaliação dos determinantes psicológicos sociais da satisfação com o parto numa perspetiva transnacional). BMC Pregnancy Childbirth 2007; 26: 7- 26.

119. Grigoryan R. Investigating reasons for high patient satisfaction given low utilization of health care services, Armenia, 2007: qualitative research.MPH Culminating Project Utilizing Professional Publication Framework. Faculdade de Ciências da Saúde, Universidade Americana da Arménia; 2007.

120. Al Emadi A, Kuwari M, Al-Ansari A. Patients' satisfaction with primary N, Falamarzi S, health care services in Qatar. Middle East J Fam Med 2009; 7(9): 4-9.

121. Coban GI, Kasikci M. Fiabilidade e validade da escala de perceção do doente sobre a experiência hospitalar com os cuidados de enfermagem numa população turca. J ClinNurs 2010; 19(**13-14**): **1929-34**.

122. Laos M, Distefano C. Equipa móvel de resposta a emergências pediátricas: Satisfação do paciente durante o surto da nova gripe H1N1. AcadEmerg Med 2012; 19(3): 274-9.

123. Tabak R, OzmenA . Expectativas relacionadas com a comunicação e experiência

real das mulheres grávidas. Anatol J ClinInvestig 2008:2(1):11-15.

124. Longevidade JA. Re: satisfação do paciente com os cuidados de internamento psiquiátrico. J AdvNurs 2007;57(5):559-60.

125. Grigoryan R. Investigating reasons for high patient satisfaction given low utilization of health care services, Armenia, 2007: qualitative research.MPH culminating project utilizing professional publication framework. Faculdade de Ciências da Saúde, Universidade Americana da Arménia; 2007.

126. Büchi S, Cignacco E, Lüthi D, Spirig R. Necessidades e expectativas das mulheres tâmiles que frequentam um serviço de cuidados pré-natais num hospital universitário suíço. Pflege J 2006;19:295-302.

127. Bamidele AR, Hoque ME. Satisfação dos pacientes com a qualidade dos cuidados num contexto de cuidados de saúde primários no Botswana. S AfrFamPract 2011; 52(2): 170- 6.

128. Prudêncio P, Mamede F, Dantas R, Souza L, Mamede M, Villela M. Adaptação e validação do instrumento Patient Expectations and Satisfaction with Prenatal Care entre gestantes brasileiras.

129. Johansson P, Oleni M, Fridlund B. Avaliar as expectativas e as experiências efectivas das mulheres grávidas sobre as competências de comunicação: um estudo da literatura. ScandJ Caring Sci 2008; 2(1): 337-44.

130. Montasser N. Egyptian women's satisfaction and perception of antenatal care (Satisfação e perceção das mulheres egípcias em relação aos cuidados pré-natais). Int J Topical Disease Health 2012; 2(2): 145-56.

131. Oladapo OT, lyaniwura CA, Sule-Odu AO. Quality of antenatal services at the primary care level in Southwest Nigeria (Qualidade dos serviços pré-natais ao nível dos cuidados primários no sudoeste da Nigéria). Afr J Reprod Health 2008; 12(3):71- 92.

132. Hildingsson I, Waldenstrom U, Râdestad I. Women's expectations on antenatal

care as assessed in early pregnancy they found that number of visits, continuity of caregiver and general content. ActaObstetGynecolScand 2002;81: 118-25.

133. Mathibe M. As expectativas das mulheres grávidas relativamente aos cuidados pré-natais. Witwatersrand 2000; 31(3): 4-11.

134. Nwaeze IL, Enabor OO, Oluwasola TA, Aimakhu CO. Perceção dos clientes sobre a qualidade dos cuidados pré-natais no University College Hospital (UCH), Ibadan, Nigéria. Ann Ib Postgrad Med 2013; 11(1): 22- 8.

135. Doaee S, Nejati M. Atitude e nível de satisfação das mulheres que frequentam clínicas pré-natais para obter cuidados de grupo no Irão. JPMA J 2013; 6: 3- 50.

136. Ebrahim A. satisfação dos pacientes que utilizaram o departamento de ambulatório do Indira Gandhi Memorial Hospital para identificar os factores relacionados com a satisfação do paciente. Dissertação de Mestrado. Universidade de Mahidol; 2009.

137. Zeidan A, Idris M, Bhairy M. Satisfação das mulheres grávidas em relação aos cuidados pré-natais em clínicas públicas e privadas de Cartum.Khartoum Med J2011; 4(2): 590 -5.

138. Jill L, White LA. A critical review of patient satisfaction. Leadership Health Serv. 2009; 22(1): 8- 19.

139. Organização Mundial de Saúde (OMS). Panorama das actividades: cuidados pré-natais, mulheres e saúde na sede e nos gabinetes regionais. Genebra: OMS; 2005.

140. Birna A. The quality of hospital services in eastern Ethiopia: patient's perspective. Ethiop J Health Dev 2006; 20 (3):199-200.

141. Mekonnen A. Patient satisfaction with laboratory services in selected government hospitals, Eastern Ethiopia, Kabew. Harar Bull Health Sci J 2006; 1(3): 13- 24.

142. Habib S. Client exit survey on satisfaction with primary health care services and

perception of antenatal care and child care in Basrah, Iraq (Inquérito de satisfação dos clientes com os serviços de cuidados de saúde primários e perceção dos cuidados pré-natais e infantis em Basrah, Iraque). Saudi Med J 2008; 29(3): 432-6.

143. Rahman M. Client expectation from doctors: expectation - reality gap. Kathmandu Univ Med J 2007; 5(4): 566-73.

144. Hansen PM, Peters DH, Viswanathan K, Rao KD, Mashkoor A, Burnham G. Percepções dos clientes sobre a qualidade dos serviços de cuidados primários no Afeganistão. Int J Qual Health Care 2008; 20(6):384-91.

145. Oladapo OT,Osiberu MO. Do socio-demographic characteristics of pregnant women determine their perception of antenatal care quality.Matern Child Health J 2009; 13(4):505-11.

146. Bryant R, Graham C. Enfermeiros de prática avançada: um estudo da satisfação do cliente. J Am Acad Nurse Pract 2002; 14(2): 88-92.

147. Yohannes B, Tarekegn M, Paulos W. Utilização de cuidados pré-natais pelas mães e sua satisfação com os serviços de parto em unidades de saúde pública selecionadas da Zona de Wolaita, Sul da Etiópia. Revista internacional de investigação científica e tecnológica 2013; 2(2): 74- 85.

148. Sakkak R, Nowaiser A. Patient satisfaction with primary health care services offered in Riyadh health centers. Saudi Med J 2008; 29(3): 432-6.

149. Emadi N, Falamarzi S, Kuwari M, Ansari A. Patients' satisfaction with primary health care services in Qatar (Satisfação dos doentes com os serviços de cuidados de saúde primários no Qatar). Middle East J Fam Med 2009; 7(9): 4-9.

150. Johannes E, Ishak E, Usman H, Bilang M. Eficácia do composto antibacteriano extraído do hidroide aglaopheniacupressinalamoureoux contra a célula bacteriana de escherichia coli. Int J SciTechnol Res 2013; 2(2): 138-43.

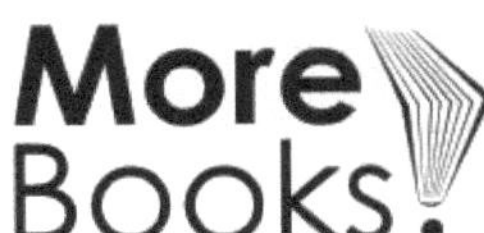

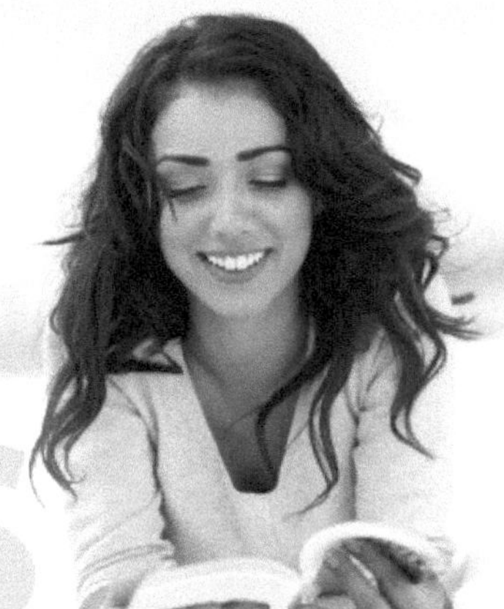

I want morebooks!

Buy your books fast and straightforward online - at one of world's fastest growing online book stores! Environmentally sound due to Print-on-Demand technologies.

Buy your books online at
www.morebooks.shop

Compre os seus livros mais rápido e diretamente na internet, em uma das livrarias on-line com o maior crescimento no mundo! Produção que protege o meio ambiente através das tecnologias de impressão sob demanda.

Compre os seus livros on-line em
www.morebooks.shop

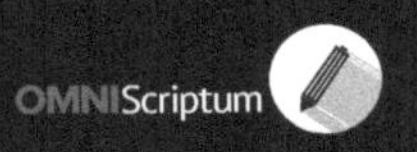

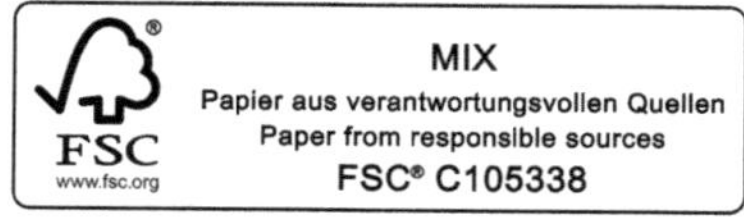

MIX
Papier aus verantwortungsvollen Quellen
Paper from responsible sources
FSC® C105338
FSC
www.fsc.org

Printed by Books on Demand GmbH, Norderstedt / Germany